Depression
Diagnose und
Pharmakotherapie

Mit freundlichen Empfehlungen

PROMONTA *Lundbeck*

ARZNEIMITTEL

Depression

Diagnose und Pharmakotherapie

S. Kasper, H.-J. Möller, F. Müller-Spahn

19 Abbildungen
30 Tabellen

1997
Georg Thieme Verlag Stuttgart · New York

Anschriften:

Univ. Prof. Dr. Siegfried Kasper
Klinische Abteilung für Allgemeine
Psychiatrie
Universitätsklinik für Psychiatrie
Währinger Gürtel 18 – 20
A-1090 Wien

Univ. Prof. Dr. H.-J. Möller
Psychiatrische Universitätsklinik
Nußbaumstraße 7
D-80336 München

Univ. Prof. Dr. F. Müller-Spahn
Psychiatrische Universitätsklinik
Wilhelm-Klein-Straße 27
CH-4025 Basel

Die Deutsche Bibliothek –
CIP-Einheitsaufnahme

Kasper, Siegfried:
Depression : Diagnose und Pharmako-
therapie / S. Kasper ; H.-J. Möller ;
F. Müller-Spahn. – Stuttgart ; New York :
Thieme, 1997

© 1997 Georg Thieme Verlag
Rüdigerstraße 14
70469 Stuttgart

Printed in Germany

Satz und Druck: Druckhaus Götz GmbH
71636 Ludwigsburg
Gesetzt auf CCS Textline (Linotronic
630)

ISBN 3-13-104661-9   1 2 3 4 5 6

Wichtiger Hinweis: Wie jede Wissenschaft ist die Medizin ständigen Entwicklungen unterworfen. Forschung und klinische Erfahrung erweitern unsere Erkenntnisse, insbesondere was Behandlung und medikamentöse Therapie anbelangt. Soweit in diesem Werk eine Dosierung oder eine Applikation erwähnt wird, darf der Leser zwar darauf vertrauen, daß Autoren, Herausgeber und Verlag große Sorgfalt darauf verwandt haben, daß diese Angabe **dem Wissensstand bei Fertigstellung des Werkes** entspricht.

Für Angaben über Dosierungsanweisungen und Applikationsformen kann vom Verlag jedoch keine Gewähr übernommen werden. **Jeder Benutzer ist angehalten,** durch sorgfältige Prüfung der Beipackzettel der verwendeten Präparate und gegebenenfalls nach Konsultation eines Spezialisten festzustellen, ob die dort gegebene Empfehlung für Dosierungen oder die Beachtung von Kontraindikationen gegenüber der Angabe in diesem Buch abweicht. Eine solche Prüfung ist besonders wichtig bei selten verwendeten Präparaten oder solchen, die neu auf den Markt gebracht worden sind. **Jede Dosierung oder Applikation erfolgt auf eigene Gefahr des Benutzers.** Autoren und Verlag appellieren an jeden Benutzer, ihm etwa auffallende Ungenauigkeiten dem Verlag mitzuteilen.

Vorwort

Depressionen zählen, gemeinsam mit kardiovaskulären Erkrankungen, zu den häufigsten Erkrankungen. Aufgrund epidemiologischer Studien weist die WHO darauf hin, daß sie in Zukunft die am häufigsten gestellte Diagnose sein werden. Depressive Erkrankungen stellen daher ein großes Gesundheitsproblem der heutigen Gesellschaft dar. In den vergangenen 20 Jahren wurden große Fortschritte in der Diagnostik, Therapie und der Pathophysiologie depressiver Erkrankungen gemacht. Die Einführung von operationalisierten, d. h. für jeden geschulten Arzt nachvollziehbaren Diagnosekriterien, hat dazu geführt, den Umgang mit dieser Erkrankung auch praxisnaher zu gestalten. In derselben Richtung hat auch die Einführung der modernen Psychopharmaka, z. B. der Gruppe der selektiven Serotonin-Wiederaufnahmehemmer (SSRIs), die Wirkung erzielt, daß damit effektiv und vor allem nebenwirkungsarm behandelt werden kann.

In dem vorliegenden Buch werden Diagnostik, Differentialdiagnostik und auch Therapie depressiver Erkrankungen praxisnah dargestellt. Damit soll sowohl Psychiatern als auch Ärzten in der Allgemeinpraxis, die Möglichkeit gegeben werden, Depressionen nach international akzeptierten Richtlinien zu behandeln.

Wien, München und Basel im Sommer 1997

S. Kasper
H.-J. Möller
F. Müller-Spahn

Inhaltsverzeichnis

1. Psychopathologie, Diagnostik und Epidemiologie der Depression

1.1 Psychopathologie depressiver Syndrome

Bei einem depressiven Syndrom liegen folgende gestörte Funktionsbereiche vor, die zur Diagnosenstellung einer depressiven Episode (früher endogene Depression bzw. in amerikanischer Nomenklatur Major Depression genannt) nach der internationalen Klassifikation (ICD-10) mindestens zwei Wochen andauern müssen:

- Psychische Symptome
- Psychomotorische Symptome
- Somatische Symptome.

Neben den direkten psychischen Symptomen sind es vor allem die somatischen Symptome, die das Bild derart beherrschen können, daß es oft schwierig wird, eine Depression zu erkennen.

Bei den *psychischen Symptomen* stehen die gedrückte Stimmungslage (depressive Verstimmung) sowie ein Mangel an Antrieb und Interesse des Patienten im Vordergrund. Verbunden ist dieser Zustand mit einem Gefühlsverlust, mit dem Gefühl innerer Leere, Hoffnungslosigkeit und Angst. Zu diesem Symptomencluster muß auch die Suizidalität gezählt werden. Schließlich sind es typische depressive, pessimistische Gedanken, die Schwierigkeit sich zu entscheiden sowie eine Denkhemmung, verbunden mit Grübeln, die den depressiven Patienten belasten.

Psychomotorische Symptome zeigen sich entweder in einer psychomotorischen Hemmung oder in einer psychomotorischen Agitiertheit. Bei einigen Patienten können beide Formen abwechselnd auftreten. Die psychomotorische Hemmung ist durch Bewegungsarmut bis hin zu Stupor gekennzeichnet, bzw. durch eine Kommunikationshemmung, verbunden mit einer Hypomimie. Psychomotorische Agitiertheit ist durch innere/äußere Unruhe, eine Getriebenheit bis hin zu einem Raptus, sowie durch einen leeren Beschäftigungsdrang charakterisiert.

Unter den *sogenannten „somatischen" Symptomen* dominiert das Gefühl der Kraftlosigkeit und der fehlenden Frische, was von einigen Psychiatern als „Störung der Vitalität" bezeichnet wird. Weitere somatische Symptome sind vegetative Störungen wie Schlafstörungen, Störungen der Libido, chronobiologische Auffälligkeiten – z.B. Verschlechterung der Stimmung in den Morgenstunden – sowie charakteristische Leib-Gefühlstörungen: Schmerz-, Druck- und Kältegefühle, Appetit- und Gewichtsverlust.

Da Depressionen häufig von körperlichen Symptomen begleitet werden, die manchmal auch als „psychosomatische" Symptome bezeichnet werden, kam es zur Einführung des Begriffes „larvierte" bzw. „maskierte" Depression. Damit sollte erreicht werden, daß man beim Vorliegen von körperlichen Beschwerden, die weder objektivierbar sind noch auf somatische Behandlungsmethoden ansprechen, auch an die Möglichkeit denkt, daß sich dahinter eine Depression verbergen kann.

1.2   Diagnostik depressiver Erkrankungen

Unter klinischen Gesichtspunkten unterscheiden wir bei depressiven Erkrankungen folgende Hauptformen (traditionelle Einteilung):
– Unipolare Depression
– Bipolare Depression
– Dysthymia
– Depressive Anpassungsstörung und
– Schizoaffektive Psychosen mit depressiver Ausprägung.

Die Diagnostik der Depression und deren Kodierung nach ICD-9 und ICD-10 ist in Tabelle 1 festgehalten.

Während man bei der am häufigsten vorkommenden unipolaren Depression lediglich depressive Episoden beobachtet, treten bei den sogenannten bipolaren Depressionen irgendwann im Krankheitsverlauf manische oder hypomanische Episoden auf. Bei der Dysthymia liegt eine depressive Grundgestimmtheit vor, die über eine längere Zeit des Lebens andauert („mehr schlechte als gute Tage im Leben"). Sie erreicht in ihrer Ausprägung jedoch nicht die Quantität und Qualität einer depressiven Störung.

Bei der depressiven Anpassungsstörung kommt es zu einer depressiven Gestimmtheit im Zusammenhang mit lebensgeschichtlichen Ereignissen (z.B. Umzug, Partnerverlust etc.), die jedoch auch nicht die volle Schwere einer depressiven Störung erreicht.

Bei der schizoaffektiven Psychose mit einer depressiven Symptomatik treten sowohl schizophrene als auch depressive Symptome auf.

Während vor etwa 20 Jahren noch zahlreiche miteinander in Konflikt stehende diagnostische Systeme in der Psychiatrie Verwendung fanden, sind in der jetzigen Literatur die internationale Klassifikation ICD-10 sowie das amerikanische System DSM-IV führend und werden von den meisten Psychiatern akzeptiert. Nach der ICD-10 können Haupt-

Tab. 1   Diagnosen der Depression nach klinischer Einteilung sowie ICD-9 und ICD-10 Klassifizierung

Klinische Einteilung	ICD-10 Klassifizierung	ICD-10 Kodierung	ICD-9 Kodierung
• Unipolare Depression	Depressive Episode[1]	F 32	296.1
	Rezidivierende depr. Episode[1]	F 33	–
• Bipolare Depression	Bipolare affektive Störung gegenwärtig depr. Episode[1]	F 31	296.3
• Dysthymia (depressive Neurose bzw. anhaltende milde Depression)	Dysthymia	F 34.1	300.4
• Depressive Anpassungsstörung	Anpassungsstörung	F 43.2	
• Schizoaffektive Psychose	Schizodepressive Störung	F 25.1	295.7
• Organisch bedingte Depression (z. B. M. Cushing)	Organisch depressive Störung	F 06.32	294.8
• Demenz und depressive Symptome	Demenz und vorwiegend depressive Symptome[2]	F 00 – F 03. X3	290.2

[1] Ausprägungsgrad: leicht (F 32.0, F 33.0), mittelgradig (F 32.1, F33.1), schwer (F 32.2, F 33.2)
[2] Ausschluß der Kriterien für eine depressive Episode (F 32), wenn vorhanden werden beide klassifiziert

und Unterformen depressiver Störungen, wie in Abb. 1 dargestellt, klassifiziert werden.

Erst anhand der gründlichen Diagnostik nach ICD-10 kann die Diagnose „Depressive Episode" – sie war früher nach ICD-9 als „endogene Depression" bezeichnet worden und wird bei DSM-IV als „Major Depression" klassifiziert – aufgrund des Vorliegens von Haupt- und anderen häufigen Symptomen gestellt werden (siehe Abb. 2).

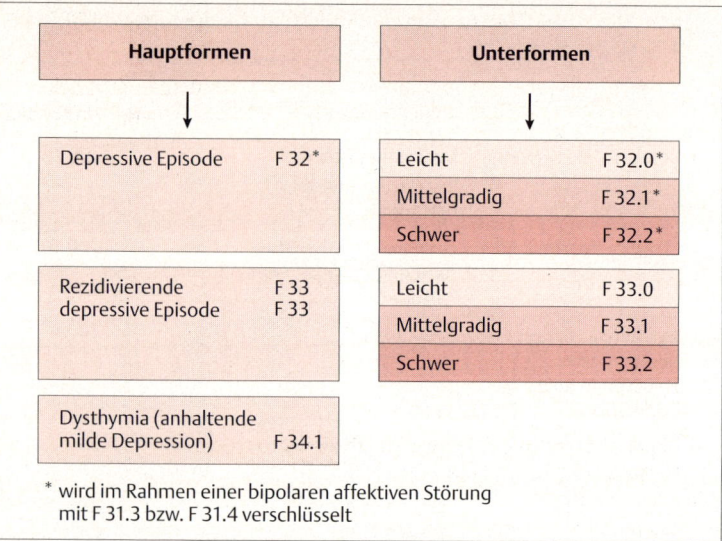

Abb. 1   Haupt- und Unterformen der Depressionen

Folgende Voraussetzungen sind die Basis für die Feststellung der Diagnose „depressive Episode":

Von den 3 Hauptsymptomen
– gedrückte Stimmung,
– Interessen-, Freudlosigkeit und
– Antriebsstörung

müssen mindestens 2 über die Dauer von 2 Wochen vorhanden sein. Ebenso müssen gleichzeitig mindestens 2 – 4 der anderen, im folgenden aufgeführten Symptome vorliegen:
– Konzentrationsstörung
– gestörtes Selbstwertgefühl
– Schuldgefühle
– Hemmung bzw. Unruhe
– Selbstschädigung
– Schlafstörung
– Appetitminderung.

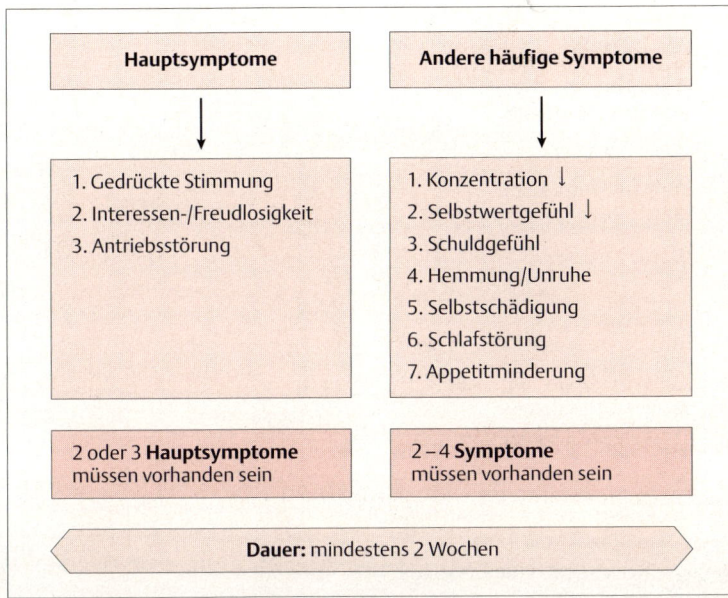

Hauptsymptome	Andere häufige Symptome
1. Gedrückte Stimmung 2. Interessen-/Freudlosigkeit 3. Antriebsstörung	1. Konzentration ↓ 2. Selbstwertgefühl ↓ 3. Schuldgefühl 4. Hemmung/Unruhe 5. Selbstschädigung 6. Schlafstörung 7. Appetitminderung
2 oder 3 **Hauptsymptome** müssen vorhanden sein	2 – 4 **Symptome** müssen vorhanden sein

Dauer: mindestens 2 Wochen

Abb. 2   Symptome der depressiven Episode nach ICD-10

Nach der internationalen Klassifikation (ICD-10) können „depressive Episoden" in
- leichte,
- mittelgradige und
- schwere

Depressionen eingeteilt werden. Basis für diese Einteilung ist die Anzahl der vorhandenen Haupt- und Nebensymptome (siehe Abb. 2). Die Differentialdiagnose gegenüber anderen Formen depressiver bzw. affektiver Störungen anhand von operationalisierten Kriterien läßt sich aus Abb. 3 ableseِn.

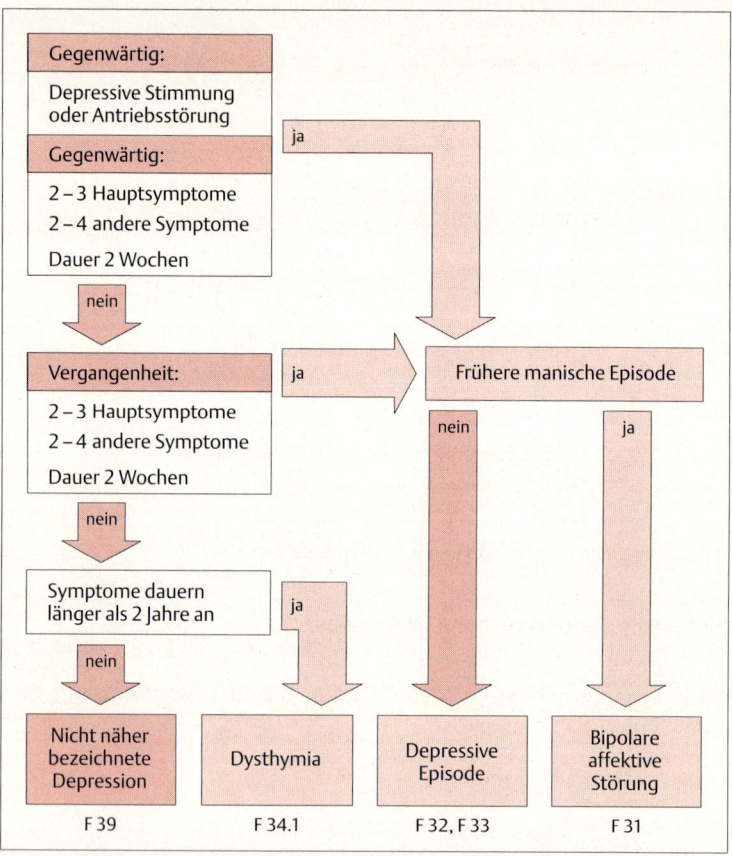

Abb. 3   Differentialdiagnostik depressiver Erkrankungen

1.3   Epidemiologie depressiver Erkrankungen

Depressionen gehören zu den häufigsten psychiatrischen Störungen. In der allgemeinmedizinischen Praxis sind sie wahrscheinlich jene Krankheit, mit welcher der Hausarzt am häufigsten konfrontiert ist. Epidemiologische Studien in verschiedenen Ländern haben gezeigt, daß im Verlaufe ihres Lebens (Lebenszeitprävalenz) etwa 17 % der Gesamtbevölkerung an einer Depression erkranken. Etwa die Hälfte davon, also ca. 8 – 10 %, leiden an einer Depression, die zwar gering ausgeprägt, aber immer noch klinisch relevant ist (siehe Abb. 4).

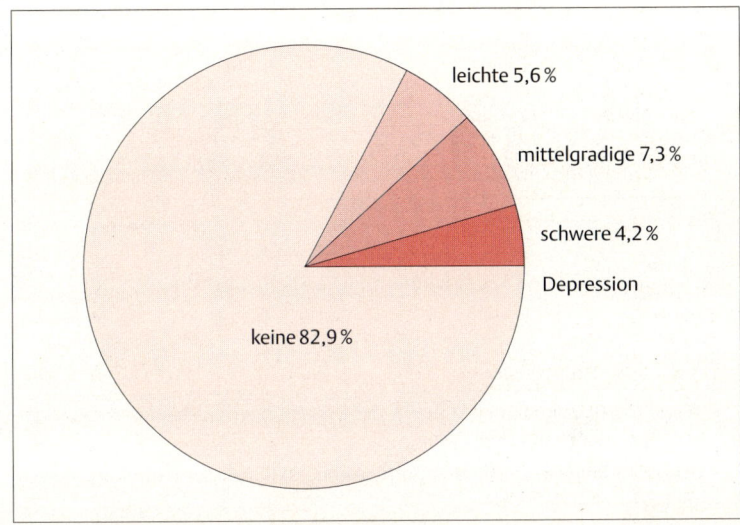

leichte 5,6 %

mittelgradige 7,3 %

schwere 4,2 %

Depression

keine 82,9 %

Abb. 4   Epidemiologie depressiver Erkrankungen

Noch höher ist die Prävalenz von Depressionen bei Patients, die den praktischen Arzt aufsuchen. Verschiedene Fragebogenstudien haben gezeigt, daß zwischen 12 % und 25 % dieser Patienten an einer Depression unterschiedlichen Schweregrades leiden. Mehrere Untersucher stellten fest, daß bei mehr als der Hälfte dieser Patienten das Krankheitsbild der Depression unerkannt bleibt.

1.4   Depression und Angst

Depressionen sind sehr häufig mit Angstsymptomen (meist Zukunftsangst, bei etwa $2/3$ der Depressionen vorhanden) vergesellschaftet (siehe Tab. 2). Angst tritt jedoch auch im Rahmen von spezifischen Angststörungen wie der Panikstörung, Generalisierten Angststörung bzw. bei den Phobien auf. Beim Vorliegen der Kriterien für eine dieser Angststörungen wird von einer Komorbidität von Angststörung und einer depressiven Störung gesprochen, was immer eine schwerere und zur Chronifizierung neigende Verlaufsform bedeutet. Für den Langzeitverlauf ist auch die Beobachtung von Bedeutung, daß Angststörungen häufig in Depressionen übergehen, selten jedoch Angststörungen nach Erstmanifestation einer depressiven Störung beobachtet werden.

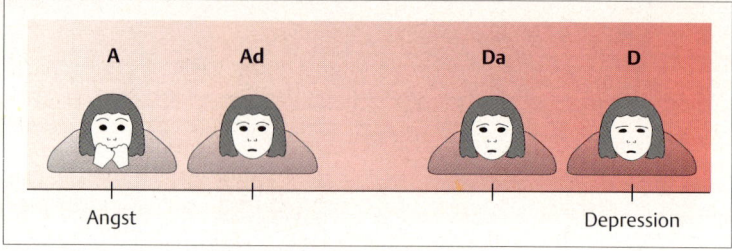

Abb. 5   Depression und Angst, kontinuierliche Übergangsreihe

Tab. 2   Depression und Angst
• Angst (meist Zukunftsangst, bei $^2/_3$ der Depressionen) ist häufig ein wesentlicher Bestandteil der Depression
• Angst im Rahmen spezifischer Angststörungen (Panikstörung, Generalisierte Angststörung, Phobien)
• Angststörungen gehen mit der Zeit häufig in Depressionen über, aber selten umgekehrt
• Bei Komorbidität von Angst und Depression schwere und chronifizierte Verlaufsform

Die epidemiologischen Untersuchungen des Züricher Psychiaters Angst lassen erkennen, daß für die Depression und die Angststörung eine kontinuierliche Übergangsreihe angenommen werden muß, wie aus Abbildung 5 ersichtlich ist. Im Rahmen dieser Untersuchung wird beim Vorhandensein von ausschließlich ängstlichen Symptomen in der grafischen Darstellung ein „A" verwendet, bei ausschließlichem Vorhandensein von depressiven Symptomen ein großes „D". Ein geringes Vorhandensein von Angstsymptomen wird mit „a" und geringes Vorhandensein von Symptomen der Depression mit einem „d" bezeichnet. Diese primär sehr vereinfachte Darstellung gibt jedoch den praktisch-klinischen Alltag sehr gut wieder, da reine Formen einer Angststörung bzw. einer depressiven Störung nur selten auftreten. Diese Kenntnis der Komorbidität bzw. Kosyndromatologie von Angst und Depression bedeutet z. B. bei Vorliegen von deutlichen ängstlichen Symptomen im Rahmen der Depression, daß initial eine niedrigere Dosierung eines Antidepressivums Verwendung finden sollte, bzw., falls keine Kontraindikation besteht, Benzodiazepine eingesetzt werden können.

1.5 Altersdepression

Depressionen und Hirnleistungsstörungen sind die häufigsten psychischen Störungen im höheren Lebensalter. Die Prävalenzrate von Depressionen liegt in der Gruppe der über 65jährigen bei 10–20%, wobei schwerere Depressionen besonders häufig bei Patienten in Pflegeheimen beschrieben wurden. Das Erkennen einer Depression im höheren Lebensalter fällt nicht immer leicht. Man vermutet, daß 40% der depressiven Patienten in diesem Lebensaltersabschnitt nicht korrekt diagnostiziert werden. Dies ist auf verschiedene Faktoren zurückzuführen.

Symptome einer Depression werden häufig fälschlicherweise von Ärzten, ebenso wie von Patienten und deren Angehörigen, als natürliche Folge des Alterungsprozesses betrachtet. Patienten berichten bereitwilliger über körperliche Symptome als über die dahinter verborgene depressive Symptomatik. Der Hausarzt andererseits ist von der Ausbildung her gewohnt, primär auf somatische Symptome zu achten. Psychopathologisch dominieren im höheren Lebensalter, im Gegensatz zu dem klinischen Erscheinungsbild bei jüngeren Patienten, häufig somatische Symptome und hypochondrische Befürchtungen, Angst, ein klagsam dysphorischer Affekt, kognitive Störungen sowie eine paranoide Symptomatik. Häufig weist das Wahnerleben älterer depressiver Patienten eine ausgeprägte nihilistische Komponente auf. Das Erkennen einer Depression im höheren Lebensalter wird vielfach durch das gleichzeitige Auftreten von Hirnleistungsstörungen erschwert. Die mit einem depressiven Syndrom verbundenen Störungen der Merkfähigkeit, des Gedächtnisses und der Konzentration können die differentialdiagnostische Abgrenzung von einem beginnenden dementiellen Syndrom deutlich komplizieren. Dabei werden vielfach Hemmung und Ratlosigkeit als amnestisches Syndrom oder Desorientiertheit mißverstanden, sowie Freud- und Interesselosigkeit als Apathie fehlgedeutet. In diesem Falle ist klinisch zu differenzieren, inwieweit es sich primär um eine depressive Erkrankung mit sekundären kognitiven Störungen oder um eine primär dementielle Erkrankung mit sekundär depressiver Symptomatik handelt. Die Kenntnis des bisherigen Krankheitsverlaufes, insbesondere des Krankheitsbeginns und der Familienanamnese, das Auftreten einer neurologischen Begleitsymptomatik sowie die Art der psychopathologischen Phänomene ermöglichen in der Regel die nosologische Zuordnung (Tab. 4).

Epidemiologische Studien zeigen, daß depressive Symptome bei bis zu 50% der Patienten mit einer Alzheimer'schen Erkrankung zu beobachten sind. Ähnlich häufig wurden Depressionen bei der Parkinson-Krankheit, bei einer vaskulären Demenz sowie nach Hirninfarkten beschrieben.

Tab. 4 Abgrenzung der Depression mit Hirnleistungsstörungen („depressive Pseudodemenz") von der Demenz (v. a. Alzheimer-Krankheit)

	Depression	Demenz
Persönliche Anamnese		
depressive Episoden in der Vorgeschichte	häufig	selten
Familienanamnese	häufig positiv (Depression)	häufig positiv (Demenz)
Krankheitsbeginn	meist schneller, erkennbarer Beginn	schleichender, unklarer Beginn
Neurologische Symptomatik	meist unauffällig	initial häufig Wortfindungsstörungen, später häufig zusätzliche neurologische Symptome
Psychopathologie		
Orientierung	ungestört	meist gestört
Merkfähigkeits- und Gedächtnisstörungen	leichte Störungen, klingen nach Remission der Depression ab	regelmäßig initial v. a. Störung des Kurzzeitgedächtnisses, progrediente Verschlechterung
Formales Denken	Denkhemmung	umständlich, weitschweifig, perseverierend
Auffassungsstörungen	meist keine	ausgeprägt
Krankheitsgefühl	Aggravationstendenz	Bagatellisierungstendenz
Affekt	z. T. affektstarr, stärkere Ausprägung von Hilflosigkeit, Hoffnungslosigkeit, Wertlosigkeit, Angst und Libidoverlust, Tagesschwankungen („Morgentief")	affektlabil, affektarm, ratlos, Umkehrung des Schlaf-Wach-Rhythmus mit nächtlicher Verwirrtheit
Antriebs- und psychomotorische Störungen	antriebsarm, antriebsgehemmt	häufig motorisch unruhig (zielloses Wandern), aber auch antriebsarm

Tab. 4   Fortsetzung

	Depression	Demenz
Bildgebende Verfahren		
Craniale Computer Tomographie (CCT)		Abgrenzung bei beginnender Demenz häufig nicht möglich
PET, SPECT		temporoparietaler Hypometabolismus (keine Routinediagnostik)
Testpsychologie		MMS (Mini Mental State) Werte ≤ 27 sind weiter abklärungsbedürftig (Verdacht auf beginnende Demenz)

PET: Positronen Emissions Tomographie
SPECT: Single Photonen Emissions Tomographie

In höherem Lebensalter werden in der Regel mehrere Arzneimittel gleichzeitig verordnet. Bei verschiedenen Substanzen wurden erhöhte Inzidenzraten für das Auftreten einer depressiven Symptomatik berichtet, z.B. bei Benzodiazepinen, Beta-Rezeptorenblockern sowie bei Antihypertonika (siehe Tab. 5).

Tab. 5   Medikamente mit gehäufter Inzidenz von depressiven Symptomen (Beispiele)

- Antikonvulsiva
- Antihypertonika (Reserpin, Clonidin, Diuretika)
- Antiparkinsonika (Amantadin, L-Dopa, Bromocriptin)
- Tuberkulostatika
- Barbiturate
- Benzodiazepine
- Beta-Blocker (Propranolol)
- Cholinesterasehemmer
- Cimetidin, Ranitidin
- Orale Kontrazeptiva
- Corticosteroide

Depressive Reaktionen, die im allgemeinen in einem gut einfühlbaren und nachvollziehbaren Zusammenhang zu den vielfältigen alterstypischen Konfliktsituationen stehen, treten weitaus am häufigsten auf (Tab. 6). Als Auslöser für derartige depressive Reaktionen kommen in erster Linie der Verlust auf Selbständigkeit infolge körperlicher Erkrankungen, mangelnder sozialer Rückhalt, Vereinsamung und soziale Isolation, der mit dem Eintritt in den Ruhestand häufig verbundene Rollenwechsel, insbesondere der Verlust von Macht und Ansehen, soziale Entwurzelungen, bedingt durch den Umzug in kleinere Wohnungen bzw. in ein Senioren- oder Pflegeheim, finanzielle Sorgen sowie die Auseinandersetzung mit dem Tod in Betracht. Das Nachlassen der kognitiven Leistungsfähigkeit, mangelnde Flexibilität sowie die Akzentuierung pedantischer oder cholerischer Persönlichkeitszüge können zu erheblichen familiären Konflikten führen.

Spätdepressionen werden Depressionen genannt, die sich erstmals nach dem 45. Lebensjahr manifestieren, während jene Depressionen, die sich erst nach dem 60. Lebensjahr zeigen, von einigen Autoren auch als Altersdepressionen im engeren Sinne bezeichnet werden. Diese sind begrifflich von Depressionen im Alter abzugrenzen; letztere sind erneute Manifestationen einer meist zwischen dem 20. und 40. Lebensjahr erstmals aufgetretenen depressiven Episode.

Zahlreiche Untersuchungen weisen auf eine im Vergleich zu jüngeren Patienten höhere Suizidrate im fortgeschrittenen Lebensalter hin; dies gilt insbesondere für männliche Patienten. Die Suizidrate bei Verwitweten liegt dabei ca. zweimal, bei Geschiedenen etwa dreimal höher

---

Tab. 6 Häufigste Auslöser für Altersdepressionen

- Verlust der Selbständigkeit (Abhängigkeit von Dritten) infolge körperlicher Erkrankungen (Einschränkung der sozialen Mobilität z. B. durch degenerative Erkrankungen, Gehbehinderungen, Herzerkrankungen, Schwerhörigkeit, Sehstörungen)

- Mangelnder sozialer Rückhalt, Vereinsamung, soziale Isolation, Verlust von Angehörigen und Freunden

- Eintritt in den Ruhestand:
  Rollenwechsel, Verlust von Macht und Ansehen, Fehlen neuer Zielsetzungen, mangelnde Vorbereitung auf das Alter

- Soziale Entwurzelung:
  Umzug in kleinere Wohnung, in Senioren- und Pflegeheime

- Finanzielle Sorgen

- Negative Lebensbilanz, Auseinandersetzung mit dem Tod

im Vergleich zu Verheirateten. Der immer wieder zitierte „nüchterne" Bilanzsuizid ist äußerst selten. Suizidalität tritt am häufigsten in Zusammenhang mit einem depressiven Syndrom auf, dabei spielen als wichtigste auslösende Situation vor allem die soziale Isolierung und Einsamkeit, körperliche Erkrankungen sowie Konflikte mit Angehörigen eine zentrale Rolle. „Harte" Suizidmethoden wie Erhängen, Sprung aus großer Höhe und Erschießen sind dabei besonders häufig zu beobachten.

Organisch (mit)bedingte depressive Syndrome können sowohl mit allgemein-körperlichen Erkrankungen (z. B. Anämie bei Vitamin B12-, Eisen-, Folsäuremangel, Hypothyreose, Addison-Syndrom, Leber- und Nieren- sowie Herz-Kreislauferkrankungen) mit Hirnerkrankungen (Parkinson-Krankheit, Hirninfarkte, Alzheimer'sche Erkrankung) als auch mit der Einnahme von Medikamenten (Tab. 5) oder spezifischen Noxen (z. B. Alkohol) in Verbindung stehen. So kann z. B. die chronische Einnahme von Benzodiazepinen, aber auch der kontinuierliche Mißbrauch von Alkohol, der bei älteren Patienten häufig im Zusammenhang mit Vereinsamung und Kontaktmangel steht, zur Ausbildung depressiver Störungen beitragen.

In neueren Studien konnte nachgewiesen werden, daß sich auch bei älteren Patienten in ca. 60–65% der Fälle die depressive Symptomatik unter der Therapie deutlich bessert, so daß sich die ursprüngliche Einschätzung einer im Vergleich zu jüngeren Patienten schlechteren Prognose bei Erstmanifestation nicht halten läßt.

In Tabelle 7 sind die wichtigsten Charakteristika der Depression im höheren Lebensalter zusammengefaßt.

Tab. 7   Depression im Alter – Zusammenfassung

1. *Das Erkennen einer Depression im Alter ist häufig schwierig*

   Symptome einer Depression werden häufig fälschlicherweise als natürliche Folge des Alterungsprozesses betrachtet

   Ausgeprägte Fluktuationen in der Symptomatik

   Auftreten von Depressionen bei altersassoziierten Hirnerkrankungen (z. B. Alzheimer-Krankheit, Morbus Parkinson, vaskuläre Demenz)

   Polypharmazie (depressiogener Einfluß bestimmter Pharmaka, siehe Tab. 5)

   Psychopathologisch dominieren häufig im Alter:

   somatische Symptome und hypochondrische Befürchtungen
   Angst, klagsam-dysphorischer Affekt
   kognitive Störungen
   paranoide Symptomatik

2. *Häufiges Auftreten von Life events* (z. B. körperliche Erkrankung, Tod von Angehörigen)

3. *Zunahme der Suizidrate in der Bevölkerung über 65 Jahre*

4. *Risikofaktoren:*
   - wiederholte Depressionen in der Vorgeschichte
   - depressive Persönlichkeitsstruktur
   - soziale Isolierung und Einsamkeit
   - körperliche Erkrankungen
   - Konflikte mit Angehörigen
   - mangelnder sozialer Rückhalt

5. *Verlauf:*
   bei wiederholtem Auftreten im Alter Chronifizierungstendenz
   bei Erstmanifestation im Alter Prognose vergleichbar mit jüngeren Patienten

6. *Folgen einer unerkannten Depression:*
   - Verlust der Lebensqualität
   - soziale Isolation
   - erhöhte Mortalität (Suizide)
   - erhöhte Vulnerabilität gegenüber somatischen Erkrankungen
   - Aufnahme in ein Pflegeheim
   - finanzielle Lasten

2. Grundlagen der medikamentösen Therapie mit Antidepressiva

2.1 Historische Betrachtungen

Neben dem Alkohol sind „Opium", „Haschisch" und „Marihuana" die seit alters her am weitesten verbreiteten Drogen mit psychotroper Wirkung. Weiterhin waren schon recht früh Kokain sowie die seit dem Mittelalter erwähnte Rauwolfia als Psychopharmaka bekannt.

Die Behandlung psychischer Erkrankungen wurde im 19. Jahrhundert vorwiegend durch sedierend wirkende Substanzen, z. B. Opium oder Belladonna, durchgeführt. Daraus leitete sich der bis heute noch z. T. verwendete, jedoch inzwischen obsolete Begriff einer „Schlaftherapie" ab.

Obwohl mit Kraepelin die Geschichte der modernen Psychopharmakologie bereits Anfang dieses Jahrhunderts begann, wurden bahnbrechende Entdeckungen erst zwischen 1949 und 1957 gemacht. Erstmals wurden Lithium 1949 als Antimanikum von Cade, Chlorpromazin 1952 von Delay und Deniker als Antipsychotikum, Meprobamat 1954 als Anxiolytikum von Berger sowie Imipramin 1957 als Antidepressivum von Kuhn eingesetzt und in ihrer Wirkung beschrieben.

Aus Abbildung 6 kann man entnehmen, daß seit der Einführung der trizyklischen Antidepressiva (TZA) und der Hemmer der Monoaminoxidase (MAO-Hemmer) etwa 25 Jahre vergingen, bevor Medikamente mit einem entscheidend neuen Wirkmechanismus auf den Markt kamen. Die Einführung der selektiven Serotonin-Wiederaufnahmehemmer (SSRI: selective serotonin reuptake inhibitors) bedeutete eine große Errungenschaft, da erstmals bei gleicher antidepressiver Effektivität eine nebenwirkungsarme bis nebenwirkungsfreie Therapie zur Verfügung stand. Reversible und selektive Hemmer der Monoaminoxidase A (RIMA) stellten die nebenwirkungsarme Fortentwicklung der MAO-Hemmer dar. In den letzten Jahren sind darüber hinaus noch Medikamente auf den Markt gekommen, die einen dualen Wirkmechanismus („DUAL") auf das serotonerge und noradrenerge System aufweisen (SNRI sowie NaSSA) und im Vergleich zu den Trizyklika cholinerge, histaminerge und adrenolytische Wirkmechanismen, die vorwiegend für die Nebenwirkungen verantwortlich gemacht werden, zum Teil unbeeinflußt lassen. Weiterhin stehen spezifische Noradrenalin Wiederaufnah-

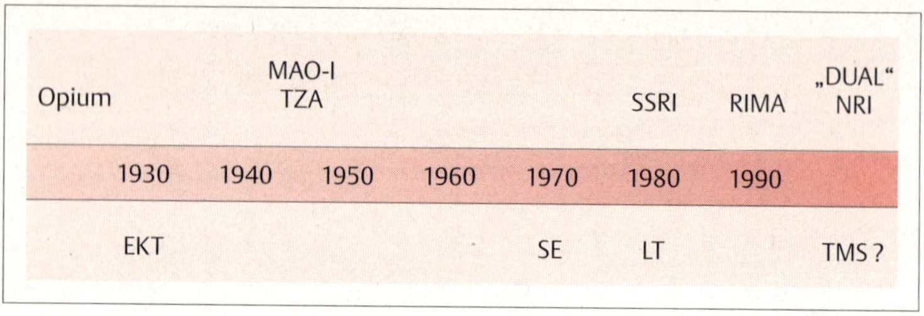

Opium	MAO-I TZA				SSRI	RIMA	„DUAL" NRI
1930	1940	1950	1960	1970	1980	1990	
EKT				SE	LT		TMS?

Abb. 6

mehemmer (NRI) in Entwicklung bzw. kurz vor der Einführung. In Abb. 6 sind unterhalb der horizontalen Leitachse noch die Einführungszeitpunkte der nichtmedikamentösen, aber biologisch fundierten antidepressiven Behandlungsverfahren wie die Elektrokrampftherapie (EKT), Schlafentzugstherapie (SE), Lichttherapie (LT) sowie die noch in Entwicklung befindliche Transkranielle Magnet Stimulation (TMS) aufgeführt.

Nach dem Wirkmechanismus bzw. der chemischen Struktur lassen sich nun die Antidepressiva in folgende verschiedene Gruppen untergliedern:

- **Selektive Serotonin-Wiederaufnahmehemmer (SSRI),** z.B. Citalopram, Fluoxetin, Fluvoxamin, Paroxetin, Sertralin
- **Reversible selektive Hemmer der Monoaminoxidase A (RIMA),** Moclobemid
- **Medikamente mit dualem bzw. rezeptorspezifischem Wirkmechanismus:** Nefazodon, Milnacipran, Mirtazapin, Venlafaxin
- **Trizyklische Antidepressiva,** z.B. Amitriptylin, Clomipramin, Doxepin, Imipramin, Nortriptylin etc.
- **Tetrazyklische Antidepressiva,** z.B. Maprotilin, Mianserin
- **MAO-Hemmer,** z.B. Tranylcypromin
- **Phytopharmaka:** z.B. Johanniskrautpräparate, Kava-Kava
- **Andere** z.B. Trazodon, Viloxazin etc.

Psychopharmaka werden oft pauschal als „chemische Keule" abqualifiziert. Dabei wird jedoch vergessen, daß es gerade durch die Einführung der modernen Psychopharmakologie möglich wurde, eine Vielzahl von Erkrankungen effektiv zu behandeln. Darüber hinaus hat die moderne Psychopharmakologie eine Revolution in der Psychopathologie und in der Diagnostik psychiatrischer Erkrankungen ausgelöst: Erstmals wurde es möglich, Erkrankungen zu definieren, die auf bestimmte spezifische Therapieansätze ansprechen.

2.2 Modellvorstellungen zur Krankheitsentstehung

Eine praktische Bedeutung in der psychiatrischen Klassifikation hat die traditionelle Einteilung in exogene (organische/symptomatische), endogene und psychogene Störungen, obwohl sie in den modernen Diagnosesystemen, wie ICD-10 und DSM-IV, aufgrund der dabei notwendigen Unabhängigkeit zu Modellvorstellungen nicht mehr Verwendung findet.

– *Exogene Störungen* können durch eine Erkrankung des Gehirns (z. B. Enzephalitis) bzw. eine sonstige körperliche Erkrankung (z. B. Hypothyreose) hervorgerufen werden.
– Von einer sog. *„endogenen Störung"* geht man aus, wenn angelegte bzw. erworbene biologische Faktoren, wie z. B. bei den schizophrenen oder manisch depressiven Erkrankungen, eine zentrale Bedeutung haben.
– Von *psychogenen Störungen* spricht man, wenn biographische bzw. situativ-psychologische Faktoren eine wichtige ursächliche Rolle spielen.

Die sich durch diese ätiopathogenetischen Gesichtspunkte ergebende Gliederung in drei kategorisch trennbare Einheiten wurde zunehmend hinterfragt und an ihre Stelle ist zunehmend das Konzept der multifaktoriellen Ätiologie gerückt, so auch bei den Depressionen.

Zwar steht möglicherweise im Einzelfall einer der drei genannten ätiopathogenetischen Faktoren im Zentrum der ursächlichen Betrachtung, es wird aber gleichzeitig den anderen mitursächlichen Faktoren Rechnung getragen, die in unterschiedlicher Weise an der Krankheitsentstehung beteiligt sein können. Das sei am Beispiel der Altersdepression demonstriert: Die Depression eines älteren Patienten kann zwar maßgeblich auf einer entsprechenden hereditären Disposition beruhen, die auch eindeutig in einer familiären Belastung erkennbar ist, zusätzlich kann aber z. B. eine alterskorrelierende organische Änderung des Gehirns diese genetisch angelegte Vulnerabilität erhöhen. Zur manifesten Erkrankung kommt es dann, wenn noch zusätzlich eine massive psychische Belastung, z. B. Verlust des Lebenspartners, auftritt (Abb. 7 und 8).

In empirischen Untersuchungen konnten im wesentlichen die folgenden Ursachenfaktoren und Entstehungsbedingungen für depressive Erkrankungen nachgewiesen werden:

– *Genetische Faktoren*
Durch Familien-, Zwillings- und Adoptionsstudien konnte für unipolare und bipolare affektive Psychosen eine genetische Disposition belegt werden. So zeigt sich bei Verwandten ersten Grades eine familiäre Häufung affektiver Erkrankungen. Bei unipolaren

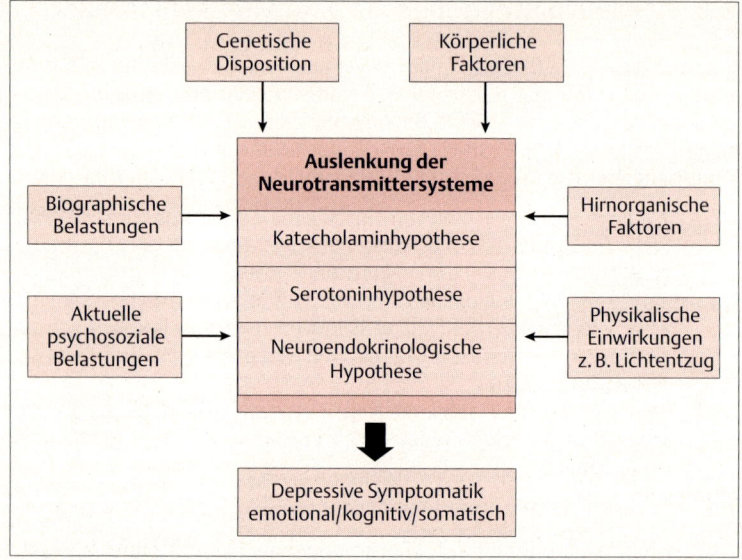

Abb. 7   Ätiologie der Depression

Depressionen beträgt das Erkrankungsrisiko der Kinder bei einem kranken Elternteil ca. 10%, bei bipolaren Psychosen ca. 20%.
Leiden beide Eltern an bipolaren affektiven Psychosen liegt das
Morbiditätsrisiko der Kinder bei 50–60%. Die Konkordanzrate für
eineiige Zwillinge liegt bei unipolarem Verlauf bei ca. 50%, bei bi-
polarem sogar bei ca. 80%. Adoptionsstudien bestätigen die besondere Bedeutung genetischer Faktoren im Vergleich zu familiären Umwelteinflüssen.

– *Störungen der Neurotransmission*
Seit über 20 Jahren wurden Hypothesen entwickelt, wonach depressive Erkrankungen mit einer Verminderung der Neurotransmitter Noradrenalin und Serotonin zusammenhängen, die Nor-
adrenalin- bzw. Serotoninmangelhypothese der Depression wurde daraus abgeleitet (Abb. 7). In einigen Studien konnte gezeigt
werden, daß depressive Patienten im Vergleich zu Gesunden erniedrigte Konzentrationen der Noradrenalin- bzw. Serotoninme-
taboliten aufweisen. Hauptunterstützung erfuhren diese Neuro-
transmitterdefizithypothesen durch die Aufklärung des Wirkmechanismus der Antidepressiva. Antidepressive Pharmaka erhöhen die Aminkonzentration im synaptischen Spalt entweder

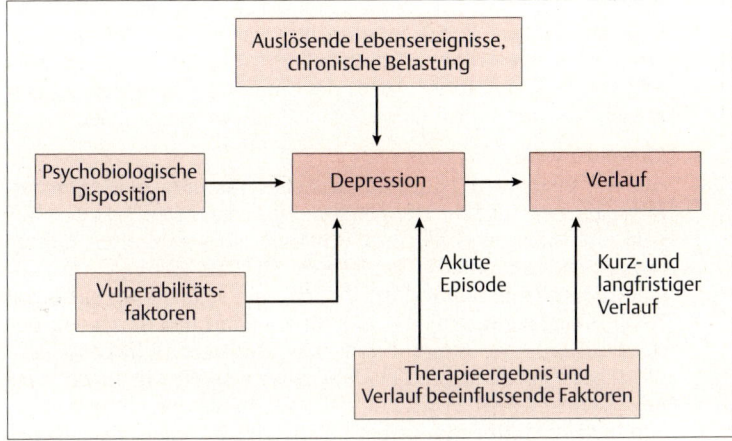

Abb. 8   Ätiologie der Depression, Therapie und Verlauf

durch Wiederaufnahmehemmung von Noradrenalin und/oder Serotonin oder durch Blockade des Abbaus der genannten Neurotransmitter. Einen weiteren Hinweis in Richtung der Neurotransmittermangelhypothese ergab die Erforschung der Wirkungsweisen des depressionsauslösenden Reserpins. Reserpin führt zu einer Konzentrationsverminderung von Noradrenalin im ZNS. Inzwischen haben die Neurotransmitterhypothesen Modifikation erfahren. Zunehmend wird nicht mehr die Betrachtung der Neurotransmittermenge ins Zentrum der Hypothesen gestellt, sondern die Dichte und Empfindlichkeit von postsynaptischen Rezeptoren der noradrenergen und serotonergen Systeme. So zeigt z. B. die Untersuchung der neurobiochemischen Wirkungsweisen der Antidepressiva, daß es nach der akuten Wirkung auf die Transmitterkonzentration am synaptischen Spalt mit einer gewissen Verzögerung zu einer Empfindlichkeitsveränderung der postsynaptischen Rezeptoren kommt, wobei die Zeitlatenz in etwa dem Zeitraum bis zum Einsetzen der klinischen Wirkung (Wirklatenz der Antidepressiva) entspricht.

– *Neuroendokrinologische Störungen*
Neuroendokrinologische Untersuchungen weisen vor allem auf Störungen der Regulation der Hypothalamus-Hypophysen-Nebennierenrinden-Achse bzw. der Hypothalamus-Hypophysen-Schilddrüsen-Achse hin (Abb. 7). So findet sich bei einem hohen Prozentsatz der Depressiven ein Hyperkortisolismus, bei ca. 50%

der Depressiven ein pathologischer Wert beim Dexamethason-Suppressionstest. In Stimulationstests zeigte sich, daß u.a. die Freisetzung von TSH nach TRH-Gabe reduziert ist. Nach noradrenerger Stimulation, z.B. durch Clonidin, finden sich bei Depressiven zumeist erniedrigte Wachstumshormonspiegel.

– *Chronobiologische Faktoren*
Auf die Bedeutung chronobiologischer Faktoren wiesen schon frühe klinische Beobachtungen hin: Ein Teil der Depressionen besitzt eine saisonale Rhythmik im Sinne eines gehäuften Auftretens im Frühjahr oder Herbst. In neueren Untersuchungen kristallisierte sich eine Sonderform heraus, die sogenannte saisonale Depression, die nur im Herbst/Winter auftritt und durch eine besondere atypische Symptomatik charakterisiert ist. Insbesondere die Tagesschwankungen der Depressiven, sowie die bei endogenen Depressionen typischen Durchschlafstörungen mit morgendlichem Früherwachen sind Ausdruck einer zirkadianen Rhythmusstörung. Die experimentelle Schlafforschung konnte zeigen, daß Depressive im Vergleich zu Gesunden mehr oberflächliche und weniger Tiefschlaf-Stadien aufweisen. Sie zeigen eine längere Einschlaflatenz, die Zeit zwischen Einschlafen und Auftreten der ersten REM-Schlafperioden (sog. REM-Latenz) ist verkürzt. Bei depressiven Patienten sind verschiedene biologische Rhythmen (z.B. Schlaf-Wach Rhythmus) desynchronisiert. Die antidepressive Wirksamkeit des Schlafentzugs könnte auf einer Resynchronisation dieser gestörten Rhythmizität beruhen.

– *Psychophysiologische Untersuchungen*
In verschiedenen Untersuchungen konnte gezeigt werden, daß die psychophysische Reagibilität Depressiver durch eine mangelnde Ansprechbarkeit auf Umweltreize bzw. durch verstärkte Dämpfung der Reizreaktion charakterisiert ist: z.B. verminderte oder fehlende elektrophysiologische Orientierungsreaktion.

– *Somatische/exogene Faktoren*
Nicht selten finden sich somatische Erkrankungen, Pharmaka und anderes als Ursachen, Co-Faktoren oder Auslöser von Depressionen. Sie sind die vorwiegende Ursache, wenn eine exogene affektive Störung vorliegt; Beispiele sind Depressionen bei Morbus Parkinson, bei Hypo- oder Hyperthyreosen. Eine Reihe von Pharmaka kann sog. pharmakogene Depressionen verursachen, z.B. Depressionen im Rahmen einer Cortisonbehandlung.

– *Psychologische Faktoren*
Psychologische Faktoren wurden insbesondere bei den großen Psychotherapierichtungen, den psychoanalytisch orientierten

und den lerntheoretisch orientierten Psychotherapieschulen, herausgearbeitet. Aus der psychoanalytischen Sicht sind insbesondere frühkindliche Störungen, und zwar in der oralen Entwicklungsstufe, als Hintergrund für die psychologische Disposition zu depressiver Persönlichkeit bzw. Depressionen anzusehen. Neben dieser klassischen psychoanalytischen Sichtweise werden zunehmend frühkindlich bedingte Störungen in der Entwicklung des Selbstwertgefühls als Hintergrund für eine besondere Verletzlichkeit gegen Frustrationen und Enttäuschungen, sowie für eine Abhängigkeit von ständiger Zufuhr von Liebe und Unterstützung beschrieben. Lerntheoretische Modellvorstellungen gehen u. a. vom Konzept der „gelernten Hilflosigkeit" aus, einem primär tierexperimentell gestützten Ansatz, der zeigte, daß die Konfrontation mit einem nicht veränderbaren negativ belastenden Stimulus zu Hilflosigkeit mit Rückzugsverhalten, eingeschränkter Lernfähigkeit, Verschlechterung der Befindlichkeit und psychosomatischen Störungen führt. Ein weiteres wichtiges Konzept ist das Verstärker-Verlust Modell, das davon ausgeht, daß der Verlust von positiven Rückmeldungen aus dem Umfeld dazu führt, daß zunehmend eigene Aktivitäten reduziert werden. Die kognitive Ausrichtung der Lerntheorie sieht als Zentralproblem depressiver Erkrankungen eine Wahrnehmungs- und Interpretationseinseitigkeit, die durch negative Wahrnehmung der eigenen Person, der Umwelt und der Zukunft gekennzeichnet ist. Spezifischer und unspezifischer Streß führen demnach zu einer Aktivierung dieser depressionstypischen Kognitionen.

– *Persönlichkeitsfaktoren*
Verschiedene Persönlichkeitsfaktoren wurden als dispositionelle Faktoren für bestimmte depressive Erkrankungen beschrieben. Als Primärpersönlichkeit für die endogene Depression wurde der „Typus melancholicus" charakterisiert, der sich durch Ordentlichkeit, „pathologische Normalität" mit Überkorrektheit, Genauigkeit und Aufopferungsbereitschaft auszeichnet. Untersuchungen mit Persönlichkeitsfragebögen ergaben als Kennzeichen der depressiven Persönlichkeit u. a. rigide (zwanghafte) und asthenische Charakterzüge. Psychoanalytische Autoren betonen als Persönlichkeitscharakteristika eine „anale Charakterstruktur" mit zwanghaften Zügen bzw. eine „orale Charakterstruktur" mit niedriger Frustrationstoleranz und starker Abhängigkeit von anderen.

2.3 Pharmakodynamische Grundlagen

Für die thymoleptische Wirkung der Antidepressiva wird die Wirkung auf monoaminerge Synapsen im Zentralnervensystem verantwortlich gemacht. Als Ursache der Depression werden zwei Möglichkeiten aufgezeigt:
- Mangel an Transmittern im synaptischen Spalt
- reduzierte Sensibilität postsynaptischer Rezeptoren

In letzter Zeit wurde allerdings darauf hingewiesen, daß dies vereinfachte Modellvorstellungen seien und daß Prozesse an der Synapse wahrscheinlich nur der erste Schritt einer längeren pathophysiologisch bedeutsamen Kaskade sind.

Wie in Abb. 9 schematisch dargestellt, kommt es bei der Erregungsübertragung zwischen zwei Neuronen zu den im folgenden aufgezeigten physiologischen Abläufen:
- Die Nervenzelle synthetisiert aus den aus dem Blut aufgenommenen Aminosäuren Tyrosin bzw. Tryptophan durch Hydroxilierung oder Dekarboxilierung über verschiedene Zwischenstufen die Neurotransmitter Noradrenalin, Dopamin, Serotonin u. a. Diese Neurotransmitter werden in Vesikeln gespeichert. Von dort werden sie durch nervale Impulse in den synaptischen Spalt freigesetzt. Sie übertragen die Erregung über den synaptischen Spalt auf die postsynaptische Membran. Sie lösen also an den in der postsynaptischen Membran lokalisierten Rezeptoren ein Signal aus.
- Die Konzentration der Neurotransmitter wird durch präsynaptische Alpha$_2$-Rezeptoren kontrolliert. Bei zu hoher Konzentration wird die Freisetzung der Transmitter beim nächsten Impuls verringert.
- Die Inaktivierung der Neurotransmitter erfolgt entweder über eine enzymatische Spaltung durch Monoaminoxidase oder durch Wiederaufnahme (Re-uptake) in die präsynaptische Nervenendigung und Einlagerung in die Vesikel.

Die uns heute zur Verfügung stehenden verschiedenen Antidepressiva wirken entweder auf das Noradrenalin- oder das Serotoninsystem, oder sie wirken auf beide und ggf. auf zusätzliche Transmittersysteme gleichzeitig (siehe Abb. 10 u. Tab. 8). Aus diesem Wirkmechanismus leiten sich die verschiedenen Gruppen antidepressiv wirkender Pharmaka ab:
- *Selektive Serotonin-Wiederaufnahme-Hemmer,* z.B. Citalopram, Fluoxetin, Fluvoxamin, Paroxetin, Sertralin.

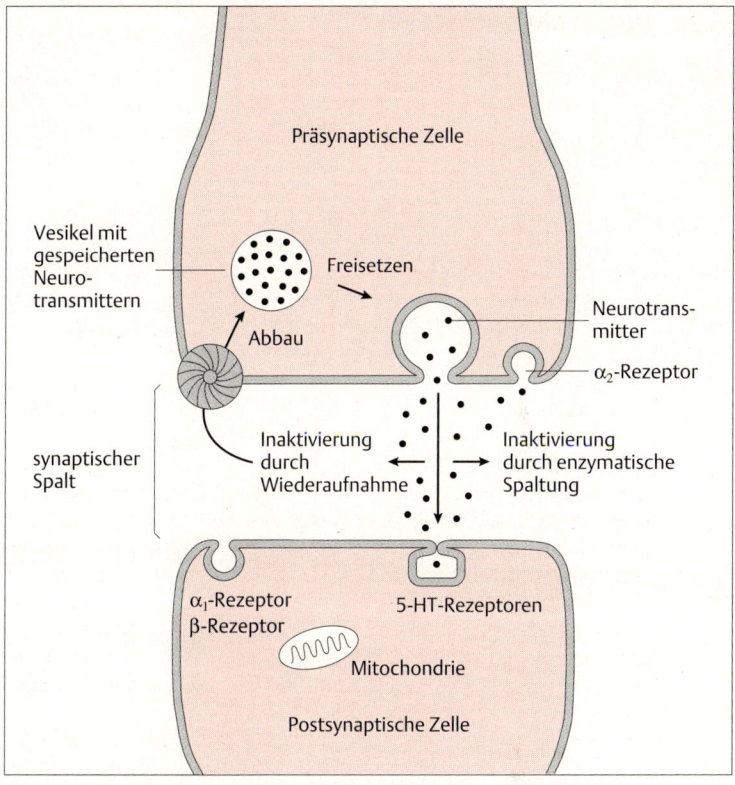

Abb. 9   Schematische Darstellung einer Synapse

- *Nicht-selektive Noradrenalin-Wiederaufnahme-Hemmer,* z.B. Maprotilin.
- Die *trizyklischen Antidepressiva* bewirken sowohl eine Noradrenalin- als auch Serotonin-Wiederaufnahmehemmung und beeinflussen zusätzlich weitere Neurotransmitter-Systeme, z.B. Amitriptylin, Clomipramin, Imipramin und Nortriptylin.
- Die *MAO-Hemmer bzw. RIMA* vermindern durch die Hemmung der Monoaminoxidase (MAO) den Abbau der Neurotransmitter Serotonin und Noradrenalin und führen dadurch zu einer erhöhten Konzentration derselben im synaptischen Spalt.

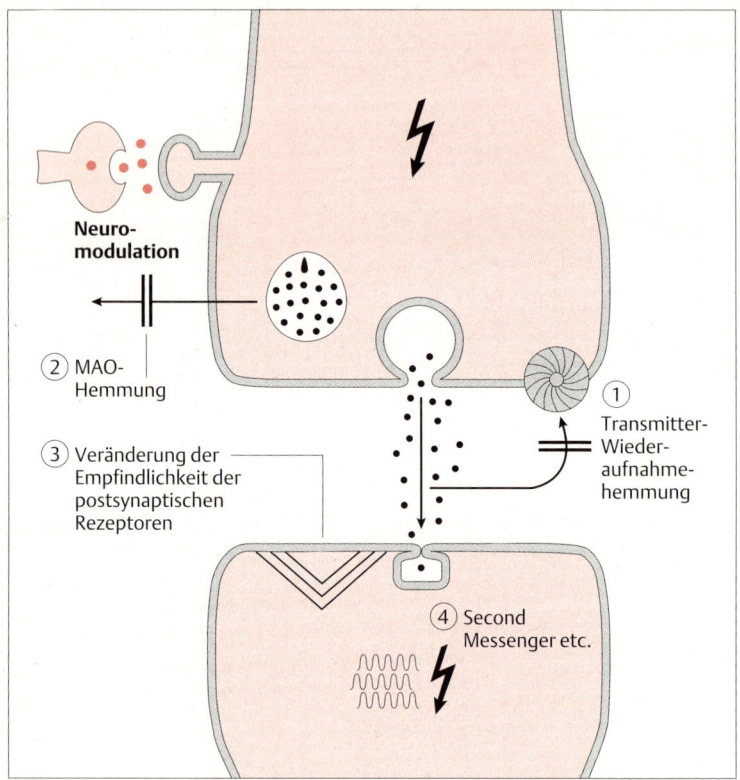

Abb. 10   Hauptwirkmechanismen der Antidepressiva (nähere Erklärung siehe Text)

Wichtig: Es gibt eine Beziehung zwischen dem pharmakodynamischen Wirkprofil und den nicht erwünschten Wirkungen. Medikamente mit pharmakologischer Mehrfachwirkung haben ein größeres Nebenwirkungsspektrum als solche Medikamente, die selektiv auf das eine oder andere System wirken.

2.3.1   Wirkung auf das noradrenerge System

Seit den 60er Jahren wird die Hypothese vertreten, daß bei depressiven Patienten eine Störung der noradrenergen Transmission im synaptischen Spalt noradrenerger zentralnervaler Neuronen besteht. Um eine

Tab. 8 Pharmakodynamik der Antidepressiva, Auswahl

Antidepressiva-Typ	Wiederaufnahme Hemmung			Rezeptoren-Blockade						Effekte an β-Rezeptoren bei längerer Anwendung
	NA	5-HT	DA	α1	α2	5-HT$_2$	H$_1$	Ach	DA	
SSRI										
Citalopram	–	+++	–	(+)	–	–	+	–	–	⊘
Fluoxetin	–	+++	–	–	–	+	–	–	–	→ (?)
Fluvoxamin	–	+++	–	–	(+)	–	–	–	–	→ (?)
Paroxetin	–	+++	–	–	–	–	–	(+)	–	⊘ (?)
Sertralin	–	+++	+	–	(+)	–	–	–	–	→ (?)
„Duale"										
Mirtazapin	–	–	–	–	+++	+++	+++	–	–	?
Venlafaxin	++	+++	–	–	–	–	–	–	–	?
Trizyklisch (TCA)										
Amitriptylin	+	+	–	+++	+	+++	+++	+++	+	→
Imipramin	++	++	–	++	–	+	++	++	–	→
Nortriptylin	++	+/–	–	++	–	+	+	++	–	→
Trimipramin	–	–	–	+++	–	++	++	++	++	⊘
Tetrazyklisch (TeCA)										
Maprotilin	+++	–	–	+	–	–	++	++	–	→
Mianserin	–	–	–	+++	+++	+++	+++	++	–	→
Andere										
Trazodon	+/–	+	–	+++	++	+++	++	–	++	→

+++ deutlich, ++ mäßig, + schwach, (+) sehr schwach, – kein Effekt, ↓ Down-regulation, ⊘ kein Effekt

Konzentrationserhöhung zu erreichen, werden medikamentös drei Wege beschritten (siehe auch Abb. 10):

1. *Wiederaufnahme-Hemmung (Reuptake Inhibition):* Diese Antidepressiva hemmen mehr oder weniger selektiv bzw. spezifisch die Wiederaufnahme von Noradrenalin in die präsynaptischen Nervenendigungen (z.B. nicht-selektiv: Nortriptylin, Imipramin; spezifisch: Maprotilin).

2. Durch eine *präsynaptische Alpha$_2$-Rezeptoren-Blockade* wird die Noradrenalin-Konzentration im synaptischen Spalt erhöht, was z.B. mit dem Antidepressivum Mianserin bzw. Mirtazapin erreicht wird.

3. Die Hemmung des Noradrenalin-Abbaus wird durch die *Monoaminoxidase (MAO)* erreicht: Durch Einsatz von Monoaminoxidase-Hemmern z.B. Tranylcypromin bzw. Moclobemid (RIMA) verbleibt mehr Noradrenalin in der Synapse sowie im synaptischen Vesikel.

2.3.2 Wirkung auf das serotonerge System

Im letzten Jahrzehnt wurde bei Depressionen eine Störung der serotonergen Transmission postuliert. Um eine Konzentrationserhöhung im synaptischen Spalt zu erreichen, können folgende analoge Strategien zum noradrenergen System auch beim serotonergen System angewandt werden (siehe auch Abb. 10):

1. Wiederaufnahme-Hemmung (Reuptake-Inhibition):
   - Selektive Serotonin-Wiederaufnahmehemmer (SSRI), z.B. Citalopram, Fluoxetin, Fluvoxamin, Paroxetin, Sertralin.
   - Nicht-selektive Serotonin-Wiederaufnahmehemmer, z.B. Clomipramin, Amitriptylin.
   Mit der Hemmung der Wiederaufnahme von Serotonin in die präsynaptische Nervenendigung wird die Serotoninkonzentration im synaptischen Spalt erhöht.

2. Ähnlich wie bei der Blockade der Alpha$_2$-Rezeptoren des noradrenergen Systems, führt eine Blockade der präsynaptischen Serotonin-Autorezeptoren – ebenfalls in der präsynaptischen Membran gelegen – zu einer erhöhten Konzentration von Serotonin im synaptischen Spalt.

3. Nachdem auch der Abbau von Serotonin im wesentlichen über die Monoaminoxidase erfolgt, führt deren Hemmung durch Monoaminoxidaseinhibitoren bzw. RIMA, z.B. Tranylcypromin bzw. Moclobemid, analog zum noradrenergen System, zu einer Konzentrationserhöhung von Serotonin in der Synapse.

2.3.3 Wirkung auf das dopaminerge System

Die Rolle des dopaminergen Systems auf die Entstehung von Depressionen ist weniger gut untersucht als die des serotonergen und noradrenergen Systems. Zudem gibt es teilweise widersprüchliche Ergebnisse. Verschiedene Untersuchungen konnten jedoch zeigen, daß durch Trizyklika die Empfindlichkeit dopaminerger Rezeptoren verändert wird.

Ein neueres Medikament, Bupropion, aber auch das früher im Handel erhältliche Medikament Nomifensin erhöhen die dopaminerge Aktivität durch dessen vermehrte Freisetzung und/oder durch Hemmung der Dopamin-Wiederaufnahme. Im Gegensatz dazu entfalten Opipramol und Trimipramin ihre thymoleptische Wirkung wahrscheinlich über einen selektiven Dopamin-Antagonismus.

2.3.4 Wirkung auf muskarinartige Rezeptoren

Sowohl tri- als auch tetrazyklische Antidepressiva zeigen mehr oder minder stark ausgeprägte anticholinerge Wirkungen. Zwar sind diese mit atropinartigen Nebenwirkungen verbunden, werden jedoch auch in einen Zusammenhang mit der eigentlichen antidepressiven Wirkung gebracht.

Von einigen Autoren wird eine cholinerge/aminerge Imbalancetheorie über die Entstehung depressiver Erkrankungen diskutiert. Ähnlich wie bei der Parkinson'schen Erkrankung wird ein relatives Übergewicht zentralnervöser, cholinerger Transmitter gegenüber aminergen Überträgerstoffen – also noradrenerg bzw. serotonerg wirkenden Substanzen – als für die depressive Erkrankung ursächlich angesehen.

2.3.5 Wirkung auf histaminerge Rezeptoren

Die Wirkung der tri- und tetrazyklischen Antidepressiva auf die Histamin-Rezeptoren äußert sich in einem sedativen und anxiolytischen Effekt.

2.3.6 Veränderungen der Rezeptorempfindlichkeit

Nach 3 – 4wöchiger Therapie mit Antidepressiva kommt es zu einer Verminderung der Empfindlichkeit der postsynaptischen β-adrenergen Rezeptoren, was als „Beta-Down-Regulation" bezeichnet wurde (siehe auch Abb. 10). Da dieser Zeitraum mit der beobachteten Latenzzeit der thymoleptischen Wirkung zusammenfällt, wurde von einigen Autoren die Beta-Down-Regulation als der eigentliche Wirkmechanismus der Antidepressiva angenommen. Gegen diese Theorie spricht jedoch, daß einige Substanzen, z.B. einige Serotonin-Wiederaufnahmehemmer, keine Beta-Down-Regulation aufweisen.

2.4   Pharmakokinetische Grundlagen

Die Resorption der Antidepressiva erfolgt zum Teil nahezu vollständig aus dem Magen-Darmtrakt. Die höchste Serumkonzentration wird meist schon nach wenigen Stunden erreicht:
z. B.:
- – SSRI: 3 – 8 Stunden
- – Imipramin, Clomipramin: 2 – 4 Stunden
- – Maprotilin: 6 – 18 Stunden

Die Bioverfügbarkeit liegt für die meisten Substanzen nach oraler Applikation in der Größenordnung von 50 – 80%. Der sogenannte „Steady State" wird nach der etwa 5fachen Eliminationshalbwertszeit, d. h. meist nach 5 – 10 Tagen erreicht.

Der „First-pass-Effekt", das heißt der Abbau bzw. die Metabolisierung eines Wirkstoffes während der ersten Leberpassage, ist immer dann von Bedeutung, wenn der Metabolit ein anderes Wirkprofil aufweist als die Muttersubstanz. Bei Amitriptylin z. B. erreicht nur die Hälfte der Substanz das Gehirn unverändert, die andere Hälfte hingegen als Metabolit, darunter das psychomotorisch aktivierend wirkende Nortriptylin.

Die meisten Antidepressiva werden enzymatisch metabolisiert und durch Glukuronidierung wasserlöslich und harngängig gemacht. Die Antidepressiva werden größtenteils über die Niere (60 – 80%), der restliche Anteil über den Stuhl (ca. 20%) ausgeschieden.

Besondere Beachtung erlangen pharmakokinetische Parameter bei der Altersdepression sowie bei Leber- bzw. Niereninsuffizienz. Abhängig vom Grad der Leber- bzw. Niereninsuffizienz empfiehlt es sich, wegen der dadurch verzögerten Ausscheidung, die Antidepressiva niedriger zu dosieren. Dies ist insbesondere für die tri- und tetrazyklischen Antidepressiva sowie für die MAO-Hemmer von vorrangiger Bedeutung, da kardiale Nebenwirkungen durch höhere Spiegel auftreten können. Bei Patienten mit einer Altersdepression sind gerade unter dem Gesichtspunkt der kardialen Nebenwirkungen Einschränkungen der Leber- und Nierenfunktion von Bedeutung, so daß sich auch bei dieser Indikation eine reduzierte Dosierung empfiehlt.

2.5 Plasmaspiegelbestimmungen

Plasmaspiegelbestimmungen haben für die antidepressive Therapie bis jetzt keine direkte therapeutische Relevanz. Es konnte lediglich für die in der Langzeitbehandlung verwendeten Medikamente wie Lithium, Carbamazepin und Valproinsäure ein therapeutisch notwendiger Spiegel definiert werden.

Nur für wenige Antidepressiva gibt es Belege für einen therapeutischen Bereich. Bei Nortriptylin und Amitriptylin sprechen einige Befunde dafür, daß es ein „therapeutisches Fenster" gibt. Für andere Antidepressiva, z. B. für Clomipramin, Desipramin und Imipramin, wird eine untere Schwellendosis zur Erzielung der antidepressiven Wirkung diskutiert.

Zu bedenken ist, daß verschiedene Faktoren für die interindividuelle und für die intraindividuelle Variabilität der Serumspiegel von Antidepressiva von Bedeutung sind. Einer davon ist die genetisch gesteuerte *Geschwindigkeit der Metabolisierung*, wobei besonders die Untersuchungen der Cytochrom-P450-Oxydasen Bedeutung erlangt haben (Abb. 11). Da ein Großteil der Antidepressiva über dieses System abgebaut wird, ist die Kenntnis des genauen Abbauweges (z. B. Subtyp CYP 2 D6) von Bedeutung, da bei Komedikation z. B. von Trizyklika und SSRI eine geringere Metabolisierung auftritt (siehe Abb. 11) und unerwünscht hohe Blutspiegel der Medikamente (bis zum 3fachen Bereich) und damit verstärkt Nebenwirkungen auftreten können. Diese Gefahr der Interaktion ist bei Citalopram und Sertralin gering.

Eine weitere wichtige Rolle spielt das Verteilungsvolumen, da sich mit zunehmendem Körpergewicht die relativen Anteile von Muskeln, Fett und Wasser verschieben.

Die Bestimmung der Serumkonzentration während einer Antidepressivatherapie ist insbesondere indiziert bei:
– vermuteter Non-Compliance
– möglicher Non-Response
   ungewöhnlich starken Nebenwirkungen.

Es kommt bei einigen Patienten vor (z. B. genetische Disposition, Enzyminduktion), daß mit der verwendeten Dosis des Antidepressivums keine ausreichende „Schwellen"-Konzentration im Blut aufgebaut werden kann. Dann ist durch die Serumspiegelbestimmung ein Hinweis auf die notwendige höhere Tagesdosis gegeben. Auch für das Auftreten von ausgeprägten Nebenwirkungen durch zu hohe Serumkonzentrationen kann die Serumspiegelbestimmung eine Erklärung geben.

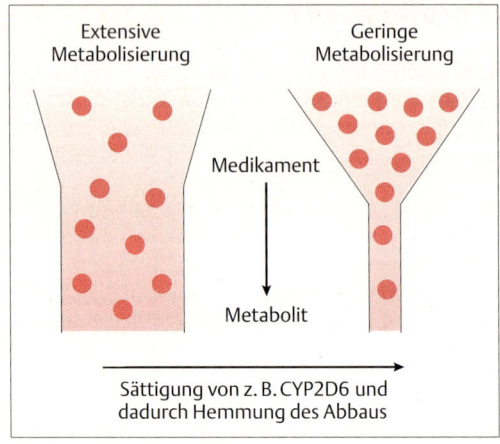

Abb. 11 Metabolisierung von Psychopharmaka

2.6 Unerwünschte Wirkungen

Die Nebenwirkungen von Antidepressiva können als Folge ihrer Wirkung auf unterschiedliche Rezeptorensysteme verstanden werden (siehe Tab. 8). Eine Reihe von Nebenwirkungen sind für Trizyklika bzw. Tetrazyklika, andere wiederum für Serotonin-Wiederaufnahmehemmer charakteristisch. Eine detaillierte Aufstellung findet sich in Tab. 9.

Beim Auftreten von vegetativen Symptomen, wie z. B. anticholinergen Eigenschaften oder Nausea, kann durch Reduktion der Dosis das Problem gelöst werden. Bei unerwünschten Wirkungen auf das Herz-Kreislaufsystem, besonders bei älteren Patienten, sollte die Medikation jedoch abgesetzt werden.

Vor Einstellung auf ein trizyklisches Antidepressivum bzw. auch während der Behandlung sind regelmäßige EKG-Kontrollen durchzuführen, um Störungen auf das Herzreizleitungssystem auszuschließen, die wiederum durch eine daraus resultierende zerebrale Mangelperfusion zu einer Verschlechterung der depressiven Symptomatik führen können.

Tab. 9 Antidepressiva: Nebenwirkungsprofile

Wirksubstanz	Art der Nebenwirkung						
	anti-cholinerg[1]	Benommen-heit	Schlafstö-rung/Agita-tion	Orthostati-sche Hypo-tension	Herzrhyth-musstörun-gen	Gastrointe-stinale Stö-rungen	Gewichtszu-nahme
SSRI							
Citalopram	0	0	+	0	0	++	0
Fluoxetin	0	0	++	0	0	++	0
Fluvoxamin	0	0	+	0	0	++	0
Paroxetin	0	0	+	0	0	++	0
Sertralin	0	0	+	0	0	++	0
„DUALE"							
Mirtazapin	0	++	0	0	0	0	+
Venlafaxin	0	0	+	$	0	++	0
Trizyklisch							
Amitriptylin	++++	++++	0	++++	+++	0	++++
Desipramin	+	+	+	++	++	0	+
Doxepin	+++	++++	0	++	++	0	+++
Imipramin	+++	+++	+	++++	+++	+	+++
Clomipramin	++++	++	+	+	+++	+	+++
Nortriptylin	+	+	0	++	++	0	+
Trimipramin	+	++++	0	++	++	0	+++

Fortsetzung und Legende Seite 32

Tab. 9 Fortsetzung

Wirksubstanz	Art der Nebenwirkung						
	anti-cholinerg[1]	Benommen-heit	Schlafstö-rung/Agita-tion	Orthostati-sche Hypo-tension	Herzrhyth-musstörun-gen	Gastrointe-stinale Stö-rungen	Gewichtszu-nahme
Tetrazyklisch							
Maprotilin	++	++++	0	++	+	0	++
Mianserin	++	++	0	++	+	0	+
MAO-I							
Monoaminoxidase-Hemmer (MAO-I)	+	+	++	++	0	+	++
RIMA							
Moclobemid	0	0	+	0	0	+	0
Andere							
Trazodon	0	+++	0	+	+	+	+

0	=	keine Nebenwirkungen oder selten auftretend
+	=	wenig auftretend
++	=	mäßig häufig auftretend
+++	=	häufig auftretend
++++	=	sehr häufig auftretend
1)	=	Mundtrockenheit, verschwommenes Sehen, Harnverhaltung, Verstopfung
$	=	Blutdrucksteigerung

2.7 Kontraindikationen

Als absolute Kontraindikationen gelten für alle Antidepressiva Intoxikationen und akute Delirien, als relative Kontraindikationen gelten für tri- und tetrazyklische Antidepressiva Engwinkelglaukom, Störung der Harnentleerung, Epilepsie und erhöhte Krampfbereitschaft, schwere Leber- und/oder Nierenschädigung, Leukopenie oder Blutbild-Idiosynkrasie, Herz-Kreislauferkrankungen (insbesondere Rhythmusstörungen), Schwangerschaft (1. Trimenon) und Stillzeit. Für die Gruppe der SSRI und RIMA bestehen keine relativen Kontraindikationen, wenn sie als Monotherapie angewendet werden, außer bei Stillzeit sowie bei Schwangerschaft, wo eine sorgfältige Kosten/Nutzenrelation abgewogen werden muß.

2.8 Interaktionen

Da häufig Psychopharmaka in der 2. Lebenshälfte verabreicht werden, ist die Beachtung der Interaktion von Antidepressiva mit anderen Psychopharmaka und mit anderen Medikamenten sehr wichtig. Von der Vielzahl möglicher Interaktionen sind für die Praxis nur wenige von Bedeutung:

- Wechselwirkungen mit zentraldämpfenden Substanzen: Eine Potenzierung der sedativen Wirkung kann v. a. bei der Kombination von TZA mit Alkohol, Tranquilizern, Neuroleptika und Barbituraten auftreten.
- Bei Kombination von Antidepressiva mit Neuroleptika kann es durch eine neuroleptikabedingte Hemmung metabolisierender Enzyme zu erhöhten Plasmakonzentrationen der Antidepressiva und Neuroleptika kommen (siehe auch Abb. 11).
- Bei der Kombination mit Carbamazepin und Phenytoin werden durch Enzyminduktion die Plasmaspiegel der Antidepressiva gesenkt
- Bei Kombination gewisser SSRI (diese Gefahr ist geringer ausgeprägt bei Citalopram und Sertralin) mit Trizyklika sowie Neuroleptika aus der Phenothiazingruppe, kann es zu einem Anstieg der Serumspiegel kommen, was insbesondere bei den letzten beiden Substanzklassen therapeutisch unerwünscht bzw. gefährlich ist (siehe auch Abb. 11).
- Die Kombination von Trizyklika und MAO-Hemmer führen zu einer Potenzierung unerwünschter Wirkungen, wie z.B. ausgeprägte Erregungszustände, Blutdrucksteigerung usw. Diese Kombination sollte daher nur unter strengen stationären Bedingungen gegeben werden. Die Kombination von MAO-Hemmern mit

selektiven Serotonin-Wiederaufnahmehemmern ist wegen der Gefahr des Auftretens eines Serotonin-Syndroms kontraindiziert. Auch die Kombination von RIMA mit Serotonin-Wiederaufnahmehemmern ist zu vermeiden.

– Interaktionen mit Antihypertensiva: Insbesondere Trizyklika blockieren die Aufnahme der peripheren Sympathikus-Neuronen-Blocker (Typ Guanetidin) in das sympathische Nervenende. Dadurch vermindern sie die blutdrucksenkende Wirkung dieser Substanzgruppe. Trizyklika können ebenso die blutdrucksenkende Wirkung von Antihypertensiva, die ihre Wirkung über eine Stimulation postsynaptischer Alpha-Rezeptoren erzielen, aufheben.

2.9 Intoxikationen

Trizyklika und Tetrazyklika werden häufig in suizidaler Absicht in einer Überdosis eingenommen. Die letale Dosis dieser Antidepressiva beträgt nur etwa 10–20 mg pro kg Körpergewicht.

Die Symptome einer Intoxikation mit Tri- bzw. Tetrazyklika bestehen im wesentlichen aus:

– motorischer Unruhe,
– Muskelzucken,
– Tremor,
– Ataxie,
– Schwindel,
– Benommenheit bis Bewußtlosigkeit.

Weiterhin können Herzreizleitungsstörungen (Arrhythmien), Konvulsionen, Koma, Hypertonie mit anschließender Hypotonie, Atemdepression, Harnverhaltung und Herzstillstand auftreten.

Bei einer Antidepressiva-Intoxikation gibt es kein spezifisches Antidot. Bis 12 Stunden nach der Einnahme kann eine Magenspülung erfolgreich sein.

Eine Hämo- oder Peritonealdialyse ist aufgrund des hohen Verteilungsvolumens und der langen Eliminations-Halbwertszeit der Antidepressiva weitgehend unwirksam.

Die Gruppe der neueren Antidepressiva, das heißt der selektiven Serotonin-Wiederaufnahmehemmer bzw. RIMA, hat ein zu vernachlässigendes Intoxikationspotential. Deshalb sollten diese Medikamente besonders bei suizidgefährdeten Patienten eingesetzt werden (siehe auch Tab. 18).

2.10 Abhängigkeit

Im Rahmen groß angelegter Untersuchungen (AMÜP-Studie in Deutschland) konnte für die Gruppe der Antidepressiva keine Abhängigkeit im Sinne der WHO-Definition beobachtet werden: Weder psychische und/oder physische Abhängigkeit noch Tendenz zur Dosissteigerung, auch kein Verlangen oder Zwang, das Mittel unter allen Umständen weiter einzunehmen. Insbesondere bei sedierenden Antidepressiva kann es aber bei abruptem Absetzen zu einem „Rebound"-Phänomen kommen. Klinisch relevante Absetzsymptome treten bei den SSRIs nicht auf. Falls notwendig, sollten Antidepressiva langsam, z. B. über den Zeitraum von 3 – 4 Monaten, unter psychopathologischer Kontrolle, abgesetzt werden.

3. Psychopharmakotherapie

3.1 Einleitung

Depressionen sind wahrscheinlich die häufigsten psychischen Erkrankungen, mit denen der Arzt sowohl in der Praxis als auch in der Klinik konfrontiert ist. Die genaue diagnostische Abklärung der Depression, also die Feststellung, ob es sich um eine körperlich begründbare Depression, um eine depressive Episode (nach ICD-10) oder um eine sogenannte „psychogene Depression" handelt, soll primär im Vordergrund stehen, da jede dieser drei Gruppen unterschiedliche Behandlungsschwerpunkte erfordert (siehe Abb. 12).

Bei der organisch depressiven Störung steht die Therapie der organischen Grunderkrankung im Vordergrund, während depressive Episoden vorwiegend mit Antidepressiva und sogenannte „psychogene Depressionen" in erster Linie psychotherapeutisch behandelt werden sollten.

Obwohl medikamentöse Therapieverfahren mit Antidepressiva vorwiegend bei der depressiven Episode Anwendung finden, können sie auch bei organisch-depressiven Störungen bzw. bei „psychogenen Depressionen" zum Teil mit gutem Erfolg eingesetzt werden.

Da es sich bei der medikamentösen antidepressiven Therapie, vergleichsweise wie bei der Hypertoniebehandlung, häufig um eine Dauertherapie handelt, sollte bereits bei der Akutbehandlung an die Phase der Erhaltungs- und prophylaktischen Therapie gedacht werden (siehe Abb. 17). Dies ist insbesondere von Wichtigkeit, da Patienten, meist aufgrund der bestehenden Nebenwirkungen von älteren Antidepressiva, häufig geneigt sind, diese Medikamente vorzeitig wieder abzusetzen. Es sollten daher Medikamente mit einem Nebenwirkungsprofil, mit dem der Patient unangenehm belastet wird, bereits in der Akutphase nur mit Einschränkung eingesetzt werden, bzw. sollte rechtzeitig an eine Umstellung auf Medikamente gedacht werden, die vom jeweiligen Patienten in der therapeutisch wirksamen Dosis toleriert werden.

So wie die medikamentöse Therapie der unterschiedlichen Depressionsform angepaßt wird, so sollte auch die psychotherapeutische Behandlung der depressiven Episode differenziert eingesetzt werden. Dabei haben sich insbesondere die stützende (supportive) und interper-

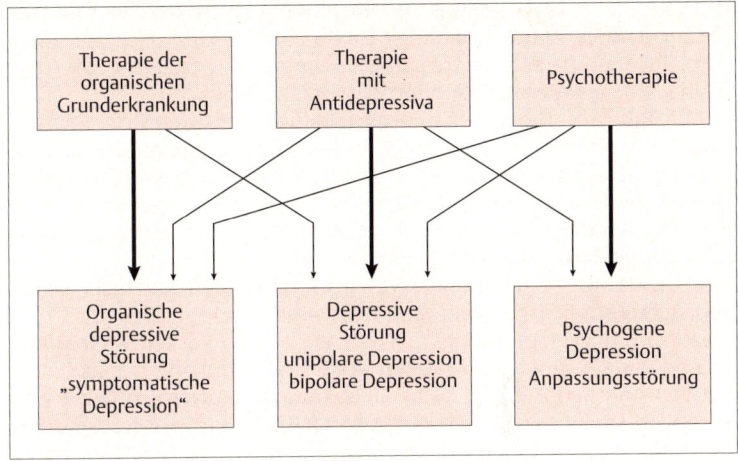

Abb. 12   Spezifische Therapie aufgrund der Diagnostik

sonelle Psychotherapie bzw. die Verhaltenstherapie als sinnvoll erwiesen. Gelegentlich, insbesondere bei psychogeriatrischen Patienten, sind zusätzliche internistische Behandlungsmaßnahmen erforderlich.

3.2 Allgemeine Richtlinien zur Therapie

Grundlage der Depressionsbehandlung ist das verständnisvolle, stützende, ärztliche Gespräch (supportive Psychotherapie) mit Erstellung eines Behandlungsplanes. Der Schwerpunkt der Therapiemaßnahmen orientiert sich zum einen am klinischen Bild, zum anderen an der anzunehmenden Entstehung der Erkrankung. Je nach dem ätiologischen Schwerpunkt der Störung stehen entweder die Therapie mit Antidepressiva oder die Psychotherapie oder andere Therapieformen (z.B. die Behandlung körperlicher Ursachenfaktoren) im Vordergrund (Abb. 12).

Die Behandlungsstrategie gliedert sich in der Regel in drei Phasen (siehe Abb. 17):

- Akutbehandlung
- Erhaltungstherapie (Zeitraum von 4–6 Monaten nach der Akutbehandlung)
- Rezidivprophylaxe (jahrelang).

Initial steht die Frage im Vordergrund, ob eine ambulante oder stationäre Behandlung erfolgen sollte. Zentraler Gesichtspunkt für die Beantwortung dieser Fragestellung ist neben der Schwere der Symptomatik die Suizidalität. Akute Suizidalität ist ein häufiger Grund für die stationäre Behandlung von depressiven Patienten. Ein weiterer wichtiger Grund ist langdauernde Therapieresistenz.

Durch die gezielte Anamnese und durch die körperliche neurologische Untersuchung sowie durch weiterführende apparative und Labordiagnostik müssen organische Ursachen und Noxen, wie Pharmaka-, Drogen- und Alkoholabusus, ausgeschlossen werden. Ergeben sich Hinweise für derartige körperliche Ursachenfaktoren, müssen entsprechende Therapiemaßnahmen eingeleitet werden.

Die Frage, ob Antidepressiva eingesetzt werden oder nicht, ist u. a. abhängig vom Schweregrad der Depression. Leichtgradige depressive Episoden und Verstimmungszustände können z. B. durch verständnisvoll-geduldige Zuwendung (supportive Psychotherapie) aufgefangen werden und bedürfen oft nicht einer Antidepressivamedikation oder sonstiger spezifischer Psychotherapiemaßnahmen. Ausgeprägte Depressionen machen spezifische Therapiemaßnahmen erforderlich. Im Zentrum der biologischen Behandlungsverfahren steht heute die Behandlung mit Antidepressiva. Praktische Hinweise für die verschiedenen Substanzklassen können aus Tabelle 10 entnommen werden.

Die Auswahl von Antidepressiva richtet sich in erster Linie nach dem klinischen Erscheinungsbild der Depression sowie nach dem Nebenwirkungsprofil des Präparates (Tab. 9). Ängstlich-agitierte Depressionen sollten eher mit einem sedierenden Antidepressivum behandelt werden (z. B. Amitriptylin, Doxepin, Mirtazapin) bzw. sollten, wenn das Antidepressivum nicht sedierend ist, zumindest in Komedikation mit einem sedierenden Präparat (z. B. Benzodiazepin, sedierendes Neuroleptikum) behandelt werden. Patienten, die unter starker Angst oder starken Schlafstörungen leiden, benötigen manchmal zusätzlich zum Antidepressivum ein Benzodiazepin-Anxiolytikum oder Benzodiazepin-Hypnotikum bzw. sedierendes Antidepressivum wie Trazodon bzw. Mianserin zur Nacht. Bei Suizidalität sollte nur die kleinste Packungsgröße eines Antidepressivums verordnet werden, v. a. wenn Trizyklika mediziert werden. Diese haben bereits bei einer Menge von etwa 10 – 14 Tagesdosen eine hohe, in der Regel letale Toxizität. Bei den meisten neueren Antidepressiva, wie z. B. den selektiven Serotonin-Wiederaufnahmehemmern, besteht dieses Toxizitätsproblem nicht. Wenn die Depression so stark ausgeprägt ist, daß auch ein depressiver Wahn vorliegt, sollte neben dem Antidepressivum auch ein Neuroleptikum verordnet werden. Bei „neurotischen" Depressionen (Dysthymien) scheinen Monoaminooxidasehemmer besonders günstig zu sein, aber ebenso die nebenwirkungsarmen SSRI.

Die Dosierung des Antidepressivums erfolgt in der Regel einschleichend, insbesondere bei den stärker nebenwirkungsbelasteten

Tab. 10   Pharmakologie von Antidepressiva*

Wirksubstanz	Therapeutische Dosis (mg/Tag)	Halbwertszeit Mittelwert (Breite) in Stunden	Potentiell toxisch bei Kombination mit:
Selektive Serotonin-Wiederaufnahmehemmer (SSRI)			
Citalopram	20– 60	33 (19– 45)	MAO-Is
Fluoxetin	20– 80	168 (72–360)	MAO-Is
Fluvoxamin	100–300	20 (17– 22)	MAO-Is
Paroxetin	20– 60	24 (3– 65)	MAO-Is
Sertralin	50–200	20 (25– 28)	MAO-Is
Reversible Hemmer der MAO-A (RIMA)			
Moclobemid	300–600	2 (1– 3)	SSRIs
Neuere Antidepressiva (dualer bzw. spezifischer Wirkmechanismus)			
Mirtazapin (NaSSA)	15– 45	25 (20– 40)	?
Nefazodon	100–400	3 (2– 4)	?
Venlafaxin (SNRI)	150–225	8 (3– 13)	MAO-Is
Trizyklika, Heterozyklika			
Amitriptylin	75–300	24 (16– 46)	Antiarrhythmika MAO-Is
Clomipramin	75–300	24 (20– 40)	Antiarrhythmika MAO-Is
Desipramin	75–300	18 (12– 50)	Antiarrhythmika MAO-Is
Doxepin	75–300	17 (10– 47)	Antiarrhythmika MAO-Is
Maprotilin	100–225	43 (27– 58)	MAO-Is
Nortriptylin	30–200	26 (18– 88)	Antiarrhythmika MAO-Is
Trazodon	150–600	8 (4– 14)	–
Monoaminoxidase-Hemmer (MAO-Is)			
Tranylcypromin	20–60	2 (1,5–3,0)	SSRIs

* Auswahl

Antidepressiva. Bei SSRI ist diese Strategie nicht notwendig. Es sollte versucht werden, im weiteren Verlauf auf die übliche Standarddosierung – in der Regel 100–150 mg eines trizyklischen Antidepressivums – zu kommen. Im ambulanten Bereich werden Trizyklika aus Gründen der besseren Verträglichkeit oft niedriger dosiert, obwohl dafür kein empirischer Wirkungsnachweis vorliegt. Bei unzureichendem Therapieerfolg sollte aber auf alle Fälle die höhere Dosierung versucht werden. Die Behandlung muß lange genug durchgeführt werden, in der Regel mindestens ca. 4–6 Wochen, bevor ein ausreichender Therapieeffekt einsetzt. Der antidepressive Effekt tritt in der Regel erst mit einer Latenz von Tagen bis ca. 2 Wochen ein (Wirklatenz der Antidepressiva). Nach eingetretener Besserung sollte die Therapie im Sinne der Erhaltungstherapie weitergeführt werden (Abb. 17). Vor und während der Behandlung mit Antidepressiva sind eine Reihe von Kontrolluntersuchungen erforderlich (Tab. 12).

Es versteht sich von selbst, daß der Patient vor Beginn der Behandlung mit Antidepressiva über möglicherweise auftretende Nebenwirkungen und Interaktionen informiert werden muß (Abb. 13). U.a. muß über evtl. sedierende Wirkungen des Antidepressivums informiert und auch auf die diesbezüglichen Konsequenzen für die Fahrtauglichkeit hingewiesen werden. Eine gute Information über die Art der Erkran-

---

Tab. 11   Zu berücksichtigende Faktoren bei der Auswahl und Therapie mit Antidepressiva

Auswahl der Medikation: Berücksichtigt werden sollen

- Früheres positives Ansprechen
- Ansprechen eines Familienmitgliedes
- Alter
- Nebenwirkung des Präparates
- Suizidalität

- Vorliegen spezieller Symptome
- Vorliegen von Kontraindikationen
- Kompatibilität mit internist. oder psychiatrischer Erkrankung
- Interaktion mit psychotherap. oder nicht-psychotherap. Medikation

↓   ↓

Am Beginn der Medikation telefonische Verfügbarkeit

evtl. Dosisanpassung
Wöchentliche Beurteilung der Nebenwirkungen

↓

Wöchentliche Erfassung der Symptomatik/Nebenwirkungen

↓

Beurteilung der Symptomatologie nach 3–4 Wochen

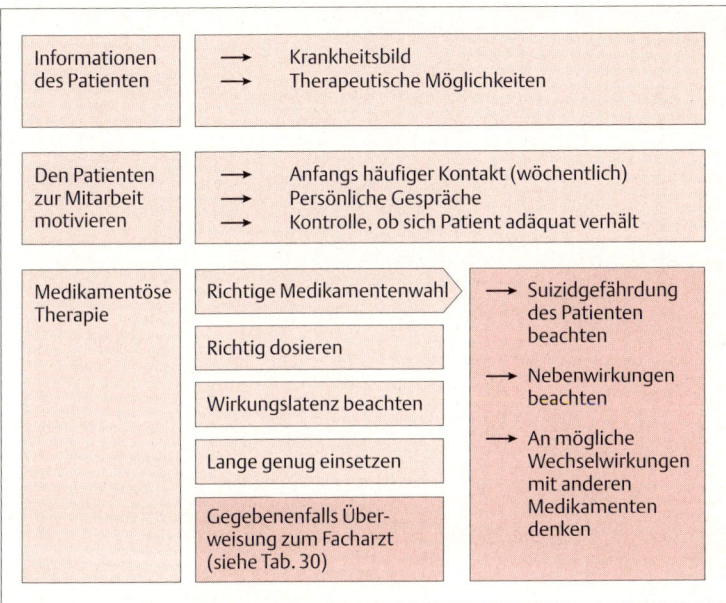

Abb. 13   Grundprinzipien antidepressiver Therapie

kung, über Art und Entstehungsbedingungen der Depression sowie über die Wirkungsweise der Antidepressiva ist fördernd für die Compliance. Zu Beginn der Behandlung sollten insbesondere bei schwerergradigen Depressionen engmaschige Termine zur Wiedervorstellung vereinbart werden. Dies dient einerseits der Complianceförderung, andererseits ermöglicht es die Anpassung der Medikation an die jeweiligen aktuellen Bedingungen (Tab. 11).

Nach Abklingen der depressiven Symptomatik unter der Antidepressivatherapie, empfiehlt es sich in der Regel, eine Antidepressiva-Erhaltungsmedikation für ca. mindestens 4–6 Monate, evtl. bis 12 Monate, fortzuführen, da in dieser Zeit eine hohe Rückfallgefahr besteht.

Bei uni- bzw. bipolaren Depressionen mit bekanntem rezidivierendem Verlauf ist eine Rezidivprophylaxe durchzuführen; bei unipolaren Depressionen entweder mit einem Antidepressivum oder Lithium, bei bipolaren Depressionen kommt nur Lithium in Betracht, bzw. Carbamazepin im Falle der Lithium-Unverträglichkeit oder Nonresponse auf Lithium.

Von den anderen biologischen Therapieverfahren erwähnt seien die Schlafentzugsbehandlung, sowie als ultima ratio, bzw. bei Patienten

Tab. 12 Empfehlung der Routineuntersuchungen unter Therapie mit Antidepressiva

	Vorher	Monate						Vierteljährlich	Halbjährlich
		1	2	3	4	5	6		
Blutbild (trizyklische Antidepressiva)	x	xx	xx	xx	x	x	x	x	
Blutbild (andere Antidepressiva, außer Mianserin[a])	x	x					x		x
RR/Puls	x	x	x	x	x	x	x	x	
Harnstoff/Kreatinin	x			x			x		
GOT, GPT, γ-GT (trizyklische Antidepressiva)	x	x	x	x			x	x	x
GOT, GPT, γ-GT (andere Antidepressiva)	x	x					x		x
EKG (trizyklische Antidepressiva)	x	x					x[b]		x[b]
EKG (andere Antidepressiva)	x	x							
EEG	x	x							

[a] Für Mianserin empfehlen die Hersteller in den ersten Behandlungsmonaten wöchentliche Blutbildkontrollen.
[b] Kontrolle bei allen Patienten über 60 Jahren.

mit Therapieresistenz, die Elektrokrampftherapie. Letztere wird in Deutschland nur im stationären Rahmen durchgeführt, auch die Schlafentzugsbehandlung wird fast ausschließlich im stationären Rahmen praktiziert. Bei den Herbst/Winter Depressionen kann die Lichttherapie (ca. 2500 Lux) mit Erfolg angewandt werden.

3.2.1 Spezielle Psychotherapieverfahren

Als spezielle Psychotherapieverfahren haben sich insbesondere die lerntheoretisch sowie die tiefenpsychologisch fundierten Verfahren etabliert. Eine Indikation zu diesen spezifischen Psychotherapieformen besteht, wenn psychologische Faktoren als Hauptursache der Erkrankung erkennbar sind, bzw. wenn psychologische Faktoren offensichtlich den Verlauf der Erkrankung beeinflussen.

Bei den *lerntheoretisch orientierten Verfahren* geht es u.a. darum, den erlebten Verstärker-Verlust der Patienten durch entsprechende gezielte therapeutische Maßnahme auszugleichen. Dazu gehört u.a., dem Patienten zu helfen, wieder verschiedene Aktivitäten zu entwickeln und seinen Tag durch solche Aktivitäten zu strukturieren. Ein solches Aktivitätenprogramm muß so geplant werden, daß der Aufbau der Aktivitäten hierarchisch erfolgt, daß also zunächst mit Aktivitäten begonnen wird, die der Patient leicht durchführen kann und bei denen die erfolgte Durchführung und die diesbezüglichen Reaktionen des Therapeuten und des Umfeldes eine verstärkende Wirkung haben.

In der *kognitiven Verhaltenstherapie* geht es insbesondere darum, herauszufinden, wie der Patient denkt, erlebt, mit anderen Menschen umgeht und Probleme anpackt, um so depressive Denkverzerrungen, unrealistische Erwartungen etc. zu entdecken. Allgemeines Ziel dieses Therapieansatzes ist es, die Fähigkeit zur Bewältigung von unvermeidbaren Lebensproblemen aufzubauen und unrealistische Erwartungen und Wahrnehmungsverzerrungen zu reduzieren.

Beim *psychoanalytisch orientierten Therapieansatz* wird die Rekonstruktion der psychodynamischen Situation bei Auslösung der Depression und damit die Wiederbelebung und „Reifebearbeitung" des frühkindlich oder jugendlich erlebten Grunddramas durch die aktuelle Beziehung zwischen Patient und Therapeut („Übertragung") mit ihren Aspekten der Hilflosigkeit, Anklammerung, aber auch vorwurfsvollen Aggressivität ausgelöst.

Bei vorliegender gravierender Partnerschaftsstörung kann eine *Partnertherapie* indiziert sein.

Ausgehend von Erfahrungen amerikanischer Psychiater beginnt sich auch im deutschsprachigen Raum bei Depressionen die inter*personelle Psychotherapie* zu etablieren bei der die Bearbeitung der Beziehungsstrukturen des Patienten im Vordergrund steht.

3.3   Spezielle Psychopharmakatherapie

3.3.1   Selektive Serotonin-Wiederaufnahmehemmer (SSRI)

Bei der Weiterentwicklung von Antidepressiva war das Ziel, Substanzen mit besserer Verträglichkeit zu finden. Um dies zu erreichen, wurden Antidepressiva entwickelt, die nicht wie die klassischen Trizyklika auf mehrere Neuronensysteme Einfluß nehmen, sondern nur auf eines, das serotonerge System. Wegen dieses Prinzips der Selektivität, und weil die Substanzen (wie auch die Trizyklika) nach dem Prinzip der Wiederaufnahmehemmung fungieren, nennt man diese Substanzen selektive Serotonin-Wiederaufnahmehemmer oder SSRI (als Abkürzung für selective serotonin reuptake inhibitors).

Die SSRI wurden in zahlreichen kontrollierten Studien untersucht, sowohl gegenüber Standardantidepressiva (Amitriptylin, Imipramin) als auch gegenüber weiteren Antidepressiva bei stationären und ambulanten psychiatrischen Patienten und auch bei Patienten, die bei Hausärzten vorstellig wurden. In den verschiedenen doppelblind durchgeführten Kontrollgruppenstudien zeigte sich durchweg eine bessere Effektivität der SSRI im Vergleich zu Plazebo und in der Regel kein Unterschied zu den Standardantidepressiva.

Auch in der metaanalytischen Zusammenfassung der Daten aus den verschiedenen Einzelstudien konnte eine in etwa mit Standardantidepressiva vergleichbare antidepressive Wirksamkeit der SSRI belegt werden.

Da die SSRI ein günstiges Nebenwirkungsprofil aufweisen und sie damit unter dem Aspekt einer *nebenwirkungsgeleiteten Indikationsstellung* für die rezidiv-prophylaktische Langzeitbehandlung von vorrangigem Interesse sind, wurden die SSRI in den letzten Jahren auch bezüglich dieser Indikation untersucht (Abb. 17). Die wenigen bis jetzt vorliegenden plazebokontrollierten Langzeituntersuchungen zur rezidivprophylaktischen Effektivität der SSRI geben Hinweise für eine den Trizyklika vergleichbare Wirksamkeit. Allerdings wurden die Untersuchungen maximal über die Zeitdauer von einem Jahr durchgeführt. Aus methodischen Gründen wären längere Studien wünschenswert, die jedoch auch für Trizyklika nur bei Imipramin vorliegen.

Insgesamt kann das Nebenwirkungsprofil der SSRI als günstiger als das der trizyklischen Antidepressiva angesehen werden. Als Hauptnebenwirkung ist bei den SSRI mit Nausea zu rechnen. Diese Nebenwirkung tritt bei SSRI signifikant häufiger auf als bei trizyklischen Antidepressiva (etwa in der Größenordnung von 10 bis maximal 30 % der untersuchten Patienten). Im klinischen Alltag kann diese Nebenwirkung durch eine vorsichtige Aufdosierung vermieden bzw. nach Auftreten durch Dosisreduktion wieder zum Abklingen gebracht werden. Weitere ZNS-Nebenwirkungen unter der Behandlung mit SSRI sind Schlafstörungen sowie Angst- und Unruhezustände, jeweils in der Größenordnung von 10 – 15 %. Insgesamt ergibt sich ein deutlich anderes Nebenwirkungsprofil als bei den klassischen Antidepressiva (Tab. 9). Insbesondere medizinisch relevante Nebenwirkungen, die z. B. mit dem anticholinergen Wirkmechanismus der Trizyklika zusammenhängen, einschließlich des Augeninnendrucks bei Glaukom-Disposition oder Harnverhaltung bei Prostata-Hypertrophie, treten nicht auf. Störungen des Herzreizleitungssystems, wie sie von den Trizyklika bekannt sind, fehlen. Auch Interaktionsprobleme sind deutlich geringer als bei den Trizyklika, insbesondere bei Citalopram und Sertralin.

Vorübergehend wurde diskutiert, ob Fluoxetin gegebenenfalls eine suizidalitätsverstärkende bzw. -auslösende Wirkung hat. Aus der metaanalytischen Aufbereitung der Daten konnte aber gezeigt werden, daß dies nicht der Fall ist. Es wird sogar postuliert, daß die SSRI möglicherweise schneller als andere Antidepressiva die Suizidalität zum Abklingen bringen. Allerdings konnte auch dies nicht zweifelsfrei belegt werden. Von großer Bedeutung ist, daß die SSRI auch im Falle der Überdosierung kaum eine letale Toxizität zeigen. Angesichts der Tatsache, daß die verordneten Antidepressiva von Patienten mit Depression im Falle von Suizidalität gern als Suizidmittel eingesetzt werden, ist dies ein wichtiger Gesichtspunkt im Vergleich zu den Trizyklika, die bereits bei der Einnahme von 10 – 14 Tagesdosen eine über 90 %ige letale Toxizität aufweisen.

Für den klinischen Alltag ist wichtig, daß die SSRI keine nennenswerte Sedierung verursachen und daß deshalb bei agitiert-depressiven Patienten mit Suizidalität in der Regel diese Substanzen nur angewandt werden sollten, wenn man gleichzeitig eine sedierende Co-Medikation (Benzodiazepin, sedierendes Neuroleptikum) hinzufügt.

Unter dem Aspekt einer *Nebenwirkungs-geleiteten Therapie* kommen die SSRI wegen ihrer allgemein guten Verträglichkeit insbesondere im ambulanten Bereich zur Anwendung. Auch bei Risikopatienten, also Patienten mit internistischen Erkrankungen und internistischen Medikationen, z. B. ganz besonders im gerontopsychiatrischen Bereich, finden die SSRI eine bevorzugte Anwendung.

Zur Zeit sind in Deutschland, Österreich und der Schweiz 5 SSRI im Handel (Citalopram, Fluoxetin, Fluvoxamin, Paroxetin und Sertralin). Obwohl alle SSRI den Hauptwirkmechanismus der Serotoninwiederaufnahmehemmung aufweisen, gibt es klinische Charakteristika, die bei der Wahl des einzusetzenden SSRI von Bedeutung sein können (Tab. 13). Das wahrscheinlich klinisch bedeutsamste Charakteristikum ist die Eliminationshalbwertzeit der Substanzen und deren aktiver Metaboliten. Diese beträgt z. B. für Fluoxetin und dessen aktiven Metaboliten Norfluo-

Tab. 13 Gemeinsamkeiten und Unterschiede der SSRI

	Therapeutisch wirksam	Aktiver Metabolit	Halbwertszeit* (Stunden)	Bioverfügbarkeit	Plasmaproteinbindung	Cytochrom P450 Inhibitionspotential			Dosierung (mg/Tag)
						IIIA4	IID6	IA2	
Citalopram	+	(+)	ca. 33	ca. 80%	80%	0	(+)	0	20– 60
Fluoxetin	+	+	168	60–80%	95%	++	+++	0	20– 80
Fluvoxamin	+	–	20	k. A.	77%	+++	0	+++	100–300
Paroxetin	+	–	24	50%	95%	0	+++	0	20– 60
Sertralin	+	(+)	26	70%	99%	+	+	0	50–200

* Mittelwert inkl. aktiver Metaboliten
k. A. keine Angaben

xetin nahezu 330 Stunden, während sie für die anderen Serotonin-Wiederaufnahmehemmer zwischen 15 und 30 Stunden liegt.

Die Kenntnis der Halbwertszeit ist insbesondere dann von Bedeutung, wenn bei Patienten eine Medikamentenumstellung erforderlich ist. Von praktisch-klinischer Relevanz sind auch die gastrointestinalen Nebenwirkungen, die offensichtlich unterschiedlich häufig bei den einzelnen Substanzen auftreten, besonders in den ersten Behandlungstagen.

3.3.2 Reversible Hemmer der Monoaminoxidase-A (RIMA)

In den vergangenen Jahren wurden selektiv wirkende reversible Hemmer der MAO-A geprüft bzw. auf dem Markt eingeführt, z. B. Moclobemid, Brofaromin bzw. Befloxaton. Dieser Typ der Monoaminoxidase-Hemmer zeigt gegenüber den älteren den Vorteil, daß die Hemmung der Monoaminoxidase reversibel ist, d. h. daß nach Absetzen des Medikamentes die Monoaminoxidase rasch wieder zur Verfügung steht und nicht erst neu vom Körper synthetisiert werden muß. Dadurch ist die Verträglichkeit verbessert, insbesondere kommt es nach den bis jetzt vorliegenden Ergebnissen zu keinen unerwünschten Nebenwirkungen, insbesondere zu keinem Auftreten von hypertonen Krisen.

3.3.3 Antidepressiva mit dualem bzw. spezifischem Wirkprinzip

Ausgehend von der von einigen Kliniken vertretenen Auffassung, daß die selektiven Serotonin-Wiederaufnahmehemmer möglicherweise nicht die gleiche Wirksamkeit bei schweren Depressionen haben wie die klassischen Trizyklika, wurden in den letzten Jahren Substanzen entwickelt, die wie die klassischen Trizyklika einen kombinierten noradrenergen und sertonergen Wirkmechanismus haben, die aber im Gegensatz zu den klassischen Trizyklika mehr oder weniger selektiv auf diese beiden depressionsrelevanten Transmittersysteme einwirken und kaum oder keine nebenwirkungsträchtigen Interaktionen mit anderen Transmittersystemen verursachen. Zwei dieser Medikamente wurden vor kurzem im deutschsprachigen Raum eingeführt. Sie sollen nachfolgend kurz skizziert werden.

Das Venlafaxin ist ein selektiver Serotonin-Noradrenalin-Reuptake-Inhibitor (SNRI) mit Schwerpunkt auf dem serotonergen System. Es besitzt wenig bis keine Affinität zu anderen Rezeptorsystemen. Seine Wirksamkeit ist bei ambulanten und stationären depressiven Patienten gut untersucht worden. Es zeigte sich in den klinischen Prüfungen eine eindeutige Überlegenheit gegenüber den Plazebobedingungen. In den Vergleichsstudien gegenüber verschiedenen gut eingeführten Antidepressiva wie Clomipramin, Imipramin, Trazodon und Fluoxetin, ergaben sich keine Unterschiede in der antidepressiven Wirksamkeit. In wenigen klinischen Untersuchungen ließen sich sogar Hinweise auf einen frühzeitigeren Wirkungseintritt finden, allerdings nur bei forcierter Aufdosierung von Venlafaxin. Im Vergleich zu klassischen Trizyklika wie Clomipramin und Imipramin zeigte Venlafaxin Verträglichkeitsvorteile. Gegenüber neueren Antidepressiva wie z. B. Trazodon oder Fluoxetin ergab sich, global betrachtet, eine etwa vergleichbare Verträglichkeit. Das Gesamtprofil der Nebenwirkungen entspricht etwa denen der selektiven Serotonin-Wiederaufnahmehemmer. Die häufigste Nebenwirkung ist wie auch unter SSRI die Übelkeit, die insbesondere bei schneller Aufdosierung auftritt, sowie eine signifikante Erhöhung des Blutdrucks, die zu regelmäßigen Blutdruckkontrollen raten läßt.

Mirtazapin hat einen anderen primären Wirkungsmechanismus, der aber letztendlich zu ähnlichen pharmakologischen Effekten führt. Mirtazapin ist ein α-2-auto- und hetero-adreno-Rezeptorantagonist, was zu einer vermehrten Noradrenalin- und Serotoninausschüttung führt. Wegen eines gleichzeitigen 5-HT2 und 5-HT3 Rezeptorantagonismus wird die Wirkung des Serotonins vorwiegend auf den 5-HT1-Rezeptor ausgeübt. Mirtazapin hat nur eine geringe bzw. sehr geringe Affinität zu α1-Adrenorezeptoren und zu cholinergen Rezeptoren. Die Substanz wird daher als noradrenerges und spezifisch serotonerges Antidepressivum (NaSSA) klassifiziert. Die antidepressive Wirksamkeit von Mirtazapin ist gut untersucht worden. In den klinischen Prüfungen konnte die signifikante Überlegenheit in der antidepressiven Wirksamkeit gegenüber Plazebo belegt werden. Hinsichtlich verschiedener anderer Antidepressiva wie Amitriptylin, Clomipramin und Doxepin zeigte sich kein Wirksamkeitsunterschied. Im Vergleich zu Trazodon ergab sich jedoch eine Überlegenheit in der Wirksamkeit. Mirtazapin hat ein günstiges Verträglichkeitsprofil, was sich im Vergleich zu Trizyklika wie Amitriptylin, Clomipramin oder Doxepin zeigt. U. a. hat Mirtazapin eindeutige Vorteile im Bereich unerwünschter anticholinerger Begleitwirkungen. Es hat aber auch nicht die typischen Nebenwirkungen der SSRI, wie z. B. Übelkeit, zeigt aber eine spürbare sedierende Komponente aufgrund antihistaminerger Eigenschaften.

Inwieweit sich die aus den klinischen Studien über diese beiden Substanzen gewonnenen Ergebnisse in der alltäglichen Routineversorgung bestätigen, muß die künftige Erfahrung lehren.

3.3.4 Tri- und Tetrazyklika

Wie aus Tab. 8 und 9 entnommen werden kann, sind eine ganze Reihe verschiedener tri- und tetrazyklischer Antidepressiva im Handel erhältlich. Seit Kuhn im Jahre 1957 entdeckte, daß Imipramin eine antidepressive Wirkung entfaltet, wurden über 20 weitere Antidepressiva entwik-

kelt, die sich in ihrer chemischen Struktur an das Imipramin anlehnen.
Der Vorteil bei der Behandlung mit tri- und tetrazyklischen Antidepressiva liegt darin, daß sie sich seit vielen Jahren bewährt haben. Ihr Nachteil: sie haben zum Teil schwerwiegende Nebenwirkungen, besonders bei Überdosierung sind sie gefährlich: es besteht eine hohe Letalität bei Suizidversuchen, mit Ausnahme von Lofepramin und Mianserin, zusätzlich ein verzögerter Wirkbeginn, der bei allen tri- und tetrazyklischen Antidepressiva, aber auch bei SSRI, ungefähr gleich ist.

Ein wesentlicher Wirksamkeitsunterschied zwischen den verschiedenen trizyklischen Substanzen besteht lediglich hinsichtlich der Typologie, und zwar zwischen Imipramin, Amitriptylin bzw. Desipramin. Die Auswahl einer bestimmten Substanz aus dieser Reihe richtet sich daher oft nach dem bestehenden Nebenwirkungsprofil und der bislang beobachteten Wirkung bei dem betreffenden Patienten oder einem nahen Verwandten. Auch die Vertrautheit des Arztes mit dem betreffenden Präparat sowie das Vorliegen von spezifischen psychopathologischen Symptomen sind wichtige Entscheidungskriterien.

Wie aus Tab. 9 entnommen werden kann, sind Nachteile, die spezifisch für die trizyklischen Substanzen in Frage kommen, vorwiegend die anticholinergen Nebenwirkungen wie Mundtrockenheit, Obstipation, verschwommenes Sehen und Gedächtnisschwierigkeiten. Diese unerwünschten Begleiterscheinungen sind in der Regel von leichter Intensität und meist auf die erste Phase der Behandlung beschränkt. Sie können entweder spontan abklingen oder symptomatisch therapiert werden. Für bestimmte Patienten können sie trotzdem subjektiv derart unangenehm sein, daß sie die Bereitschaft des Patienten zur Therapie gefährden und er diese vorzeitig beendet.

Trizyklika verursachen häufig eine orthostatische Hypotonie, was insbesondere bei älteren Menschen die Gefahr von Sturzverletzungen erhöht. Auch die bestehende Kardiotoxizität ist eine unangenehme, die Behandlung einschränkende Nebenwirkung. Gerade bei suizidgefährdeten Patienten muß daran gedacht werden, daß Trizyklika eine hohe Toxizität bei Überdosierung aufweisen. Eine Verordnung bei diesen Patienten ist daher problematisch.

3.3.5 Monoaminoxidase-Hemmer (irreversible)

Monoaminoxidase-Hemmer (MAO-I) (z. B.: Tranylcyromin) stellen eine weitere Möglichkeit zur medikamentösen antidepressiven Therapie dar. Das Enzym Monoaminoxidase ist für den Abbau monoaminerger Neurotransmitter zuständig. Durch die Hemmung dieses Enzyms steigt daher die Konzentration der Neurotransmitter in der Synapse.

Wegen der ungünstigen Interaktion mit anderen Medikamenten sollten MAO-I in der Regel monotherapeutisch eingesetzt werden. Wegen der möglichen Induktion von Schlafstörungen sollte die letzte Tagesdosis nicht nach 16 Uhr verabreicht werden. Da durch die Monoaminoxidase-Hemmer sowohl die Enzyme MAO-A als auch MAO-B irreversibel und nichtselektiv gehemmt werden, wird eine kumulierende und lang andauernde Wirkung erreicht. Dies hat jedoch den Nachteil, daß auch nach Absetzen des Medikamentes die MAO-Hemmung noch mindestens eine Woche anhält, bis es zur Neusynthese des Enzyms kommt. Dies ist insbesondere bei der Umstellung auf eine andere Medikation, z. B. Trizyklika bzw. Serotonin-Wiederaufnahmehemmer, zu beachten.

Als wichtigste Nebenwirkung unter einer Therapie mit MAO-Hemmern muß die hypertone Blutdruckkrise genannt werden, die dann auftritt, wenn durch die Nahrung eine größere Menge von Tyramin aufgenommen wird. Unter dem Einfluß von MAO-Hemmern kann dieses nicht abgebaut werden. Patienten, die mit MAO-Hemmern behandelt werden, müssen deshalb eine Reihe von Diätvorschriften beachten (siehe Tab. 14). Beim Auftreten von massiven Blutdrucksteigerungen kann die Gegenbehandlung mit 5 mg Phentolamin, langsam i. v. gegeben, eingeleitet werden.

Verschiedene Untersuchungen weisen darauf hin, daß ein Symptomencluster besonders gut auf die Therapie mit MAO-Hemmer anspricht; dabei soll es sich um atypische, also nicht um sog. „endogene",

Tab. 14   Diätrichtlinien bei Einnahme von MAO-Hemmern

Keine tyraminreichen Nahrungs-mittel	Es sind erlaubt
z. B.:	z. B.:
gereifter Käse (auch in Pizza, Fondue, Salatdressing)	Frischkäse
Saubohnen	Backwaren, auf Hefebasis
Fleisch- und Hefeextrakte	frische Früchte (außer Ananas und Avocados)
Leber, Leberwurst	ein Viertelliter Bier pro Tag
verdorbene oder getrocknete Früchte (z. B. Bananen, Rosinen)	
generell keine Nahrungsmittel aus der Tiefkühltruhe oder der Konserve	
keine fermentierten Speisen (z. B. Salami)	
Kein Rotwein, Sherry, Cognac	

sondern um „reaktive Depressionen" handeln, bei denen die Patienten unter Angst leiden, vermehrten Appetit und eine Hypersomnie aufweisen. Weiterhin sollen auch solche Patienten gut ansprechen, die initial nicht auf Trizyklika reagiert haben.

3.3.6 Phytopharmaka

Auch Phytopharmaka (z. B. Johanniskrautpräparate) werden zur Zeit zur Behandlung von Depressionen verwendet.

Die psychotrope Wirkung von Johanniskraut (Hypericum) ist seit dem frühen 19. Jahrhundert bekannt, die wissenschaftliche Prüfung der klinischen Wirksamkeit setzte jedoch erst vor ungefähr 15 Jahren ein.

Zur Zeit befinden sich eine Reihe von Hypericum-Präparate im Handel. Johanniskraut-Arzneimittel stellen ein Gemisch aus vielen Einzelstoffen dar. Einer davon ist das sogenannte Gesamthypericin, das sich aus Hypericin, Pseudohypericin, Protohypericin u. a. zusammensetzt. Ferner kommt den Flavonoiden ebenfalls eine therapeutische Bedeutung zu.

Um dem Anwender ein Arzneimittel in stets gleichbleibender Zusammensetzung zu garantieren, werden die Fertigarzneimittel auf Gesamthypericin eingestellt, d. h. auf Gesamthypericin standardisiert. Die alleinige Angabe des Trockengewichts bzw. Trockenextraktgehalts sagt nichts über den tatsächlichen Gehalt der wertgebenden Inhaltsstoffe aus. So ist bekannt, daß der Boden, das Wetter, die Ernteverfahren u. ä. maßgeblich die Bildung von Stoffen in einer Pflanze oder Frucht beeinflussen.

Zum Wirkmechanismus von Johanniskraut liegen noch keine exakten Ergebnisse vor. Erste Daten in vitro zeigen, daß eine Hemmung der Monoaminoxidase und der COMT (Catechol-O-Methyltransferase) bzw. eine Serotonin- und Noradrenalin-Wiederaufnahmehemmung stattfindet. Weiter konnte gefunden werden, daß es unter einer Therapie mit Johanniskraut zu einer Steigerung der nächtlichen Melatoninsekretion kommt, was ebenfalls im Zusammenhang mit einem serotonergen Wirkmechanismus diskutiert werden kann.

Bei kontrollierten klinischen Studien konnten Hinweise für die antidepressive Wirksamkeit von Johanniskrautpräparaten gefunden werden. Allerdings entspricht der Wirksamkeitsnachweis bisher, mit wenigen Ausnahmen, nicht dem Niveau der anderen Antidepressivastudien. Obwohl sich sämtliche Johanniskrautpräparate großer Beliebtheit erfreuen, geht aus diesen Studien hervor, daß eine Tagesdosierung von $3 \times 900\,\mu g$ Gesamthypericin notwendig ist, um eine klare antidepressive Wirksamkeit zu erzielen. Die Studien lassen weiterhin erkennen, daß Johanniskrautpräparate vorwiegend bei leichten bis mittelschweren Depressionen und besonders bei psychosomatischen Beschwerden eingesetzt werden können. Von großer Bedeutung ist die Wechsel- und Nebenwirkungsarmut.

Bisher wurde nur eine Phototoxizität bei Weidetieren, die Johanniskrautpflanzen in großen Mengen gefressen hatten, beobachtet. Wenn man – sofern überhaupt zulässig – die Fütterungsarten von diesen Tieren auf den Menschen extrapoliert, liegt die erforderliche Dosis, um beim Menschen eine Phototoxizität auszulösen, um den Faktor 100 – 1000 über der therapeutisch empfohlenen Dosierung.

3.3.7 Andere Antidepressiva

Neben den oben beschriebenen Substanzklassen gibt es Antidepressiva, die sich nicht in diese chemischen Stoffgruppen einteilen lassen, jedoch in der antidepressiven Behandlung Verwendung finden. Es handelt sich dabei um Trazodon, das, wie in Tab. 8 aufgeführt, sowohl serotonerge als auch dopaminerge und Alpha$_1$-adrenerge Effekte entfaltet. Weiterhin kann zu dieser Gruppe noch Viloxazin sowie die Gruppe der Phytopsychopharmaka gerechnet werden.

3.4   Dosierung, Komedikation

Die adäquate Dosierung des Antidepressivums ist von ebenso großer Wichtigkeit wie die angemessene Behandlungsdauer.

In verschiedenen Studien konnte gezeigt werden, daß die volle Dosierung eines Antidepressivums, nämlich 150 mg für Amitriptylin bzw. Doxepin sowie 20 mg für die SSRI Citalopram, Fluoxetin, Paroxetin, bzw. 50 mg für Sertralin, und 100 mg für Fluvoxamin (bzw. die von den Herstellern empfohlene Dosierung), der halben Dosierung überlegen ist.

Bei Antidepressiva aus der Gruppe der Trizyklika empfiehlt sich eine einschleichende Dosierung bis zum Erreichen der Standard-Tagesdosis. Sie liegt für die meisten Trizyklika zwischen 75 und 150 mg. Bei älteren Patienten sollte wegen der geringen Metabolisierungsrate und wegen der Serumeiweißbindung der Trizyklika eine bis zu 50% niedrigere Tagesdosis verwendet werden. Aufgrund der häufig bestehenden Schlafstörungen empfiehlt es sich, die Gabe des Hauptanteils sedierender Antidepressiva in die Abendstunden zu verlegen.

Die Praxis zeigt, daß die Einnahmezuverlässigkeit deutlich höher ist, wenn die Gesamttagesdosis auf nur zwei Dosen verteilt oder sogar nur als Einzeldosis gegeben wird.

Bei der Gruppe der neueren Antidepressiva kann die Therapie häufig (außer bei Komorbidität mit Angsterkrankungen) bereits mit der Gabe der geplanten Gesamttagesdosis begonnen werden: Citalopram 20 mg, Fluoxetin 20 mg, Fluvoxamin 100 mg, Paroxetin 20 mg und Sertralin 50 mg. Fall notwendig, d. h. bei Nichtansprechen, insbesondere bei schweren Depressionen, können diese Dosen verdoppelt bis verdreifacht werden.

Prinzipiell sollte eine Monotherapie angestrebt werden. Häufig ist es jedoch bei der Gabe von SSRI wegen dem fehlenden schlafanstoßenden bzw. hypnotischen Effekt notwendig, abends eine Zusatzmedikation zu verabreichen. Dabei empfiehlt es sich, die hypnotische Wirkung von Mianserin (Dosierung 30 – 60 mg) bzw. Trazodon (Dosierung 50 – 200 mg) auszunutzen, da dadurch zusätzlich zur gewünschten schlaffördernden Wirkung auch ein antidepressiver Effekt erreicht werden kann. Bei starker Angstsymptomatik sollten bei fehlender Kontraindikation (Suchtanamnese) Benzodiazepine (z. B. Alprazolam 1,5 – 3 mg/ Tag) Anwendung finden, bzw. die geplante Gesamttagesdosis der SSRIs initial halbiert werden.

3.5 Umgang mit depressiven Patienten (ärztlich-psychotherapeutische Führung des Patienten)

Um eine gute und erfolgreiche Therapie zu realisieren, muß der Arzt ein therapeutisches Basisverhalten realisieren (siehe auch Tabelle 15 und 16). Dazu gehört ein verständnisvolles, einfühlsames Verhalten (Empathie), das dem Patienten signalisiert, daß der Arzt seine Depressivität und seine Problematik versteht und daß er den Patienten akzeptiert wie er derzeit ist. Der Patient muß das Gefühl bekommen, daß dem Arzt sein depressives Klagen und die Angabe depressiver Symptomatik nicht lästig wird, sondern daß er bei ihm einen aufmerksamen Zuhörer findet, der alle Symptomschilderungen ernst nimmt, und sie auf dem Hintergrund seiner Erfahrung als wichtige Informationen auffaßt. Bereits diese Empathie und Akzeptanz werden vom Patienten als angenehm und hilfreich erlebt. Darüber hinaus kann der Arzt supportiv wirken, indem er dem Patienten vermittelt, daß das von ihm Erlebte etwas ist, das, trotz seiner in-

---

Tab. 15   Ziele bei der ärztlich-psychotherapeutischen Führung der Patienten

– Informieren über das Wesen der Erkrankung
– Informieren über Art und Verlauf der Behandlung
– Dem Patienten das Gefühl von Unterstützung und Sicherheit vermitteln
– Compliance verbessern
– Vorsorge gegen suizidale Handlungen

dividuellen Ausgestaltung, nach den Erfahrungen des Arztes auch von vielen anderen Patienten erlebt wird, also ein bekanntes Phänomen ist, das man in der Medizin als Depression bezeichnet. Der Patient wird informiert, daß eine solche depressive Erkrankung sehr ernst zu nehmen und für den Patienten selber wegen der Vielfalt störender Symptome sehr schwer zu ertragen sei; andererseits biete die Tatsache, daß es sich um eine Krankheit handle, auch die Möglichkeit einer wirkungsvollen Behandlung. Wichtig ist es, den Patienten in der akuten Phase einer Depression von lebenswichtigen Entscheidungen abzuhalten, da Entscheidungen, die aus der Sicht der akuten depressiven Verstimmung erfolgen, meistens nicht ausreichend sinnvoll sind und oft nach Abklingen der Erkrankung revidiert werden müssen. Dies gilt u. a. für Entscheidungen bzgl. beruflicher oder partnerschaftlicher Veränderungen (Tab. 16).

Tab. 16   Beruhigende Versicherungen bei der ärztlich-psychotherapeutischen Führung der Patienten

– Der Patient ist kein Einzelfall
– Die Art der Störung ist bekannt
– Die Depression ist belastend, aber nicht gefährlich
– Depressionen sind behandelbar (Hoffnung vermitteln)
– Klare Behandlungslinien vorgeben
– Wichtige Lebensentscheidungen werden nach Ende der Depression getroffen

Die Patienten versuchen oft, den Arzt von ihrer eigenen Sicht der Verursachung ihrer depressiven Veränderung zu überzeugen. Selbst wenn die Ursachenhypothesen aus der Sicht des Arztes nicht akzeptabel sind, sollte er den Patienten doch vermitteln, daß er diese Ansichten ernst nimmt. Gleichzeitig sollte er allerdings versuchen, den Patienten seine Sichtweise der Depression im Sinne eines multifaktoriellen Geschehens nahe zu bringen. So kann man z. B. den Patienten, der einseitig auf eine psychogenetische Sicht fixiert ist und z. B. aus dieser Sicht primär nicht bereit ist, Medikamente einzunehmen, evtl. doch überzeugen, daß bei der Erklärung der depressiven Erkrankung auch andere Gesichtspunkte berücksichtigt werden müssen, und nur so ein sinnvoller Therapieansatz realisiert werden kann.

Zu den leider noch immer häufigen Fehlern im Umgang mit Depressiven gehören die Aufforderung an den Patienten, sich zusammenzureißen, die Empfehlung, sich abzulenken (ausgehen, verreisen), der Versuch, dem Patienten Wahnideen ausreden zu wollen oder ihm einreden wollen, es gehe ihm besser, als er sich selber sieht.

Der größte Teil depressiv erkrankter Menschen lebt in Partnerschaften. Dies bedeutet, daß der betroffene Angehörige und evtl. seine Familie in die Therapie zumindest auf einer informativen Ebene miteinbezogen werden müssen. Abgesehen von der Möglichkeit zusätzlicher fremdanamnestischer Informationen ist es für den Arzt wichtig, den Angehörigen als Partner in der Therapie zu gewinnen, nicht zuletzt, um die Compliance des Patienten zu erhöhen. Es empfiehlt sich, mit Patienten und Angehörigen gemeinsam die depressive Erkrankung als solche zu besprechen und über therapeutische Möglichkeiten, die jetzt laufende Therapie, über die zu erwartenden Wirkungen und Nebenwirkungen sowie die Perspektiven bzgl. der Dauer der Erkrankung zu informieren.

Unter dem Aspekt der Compliance-Förderung ist insbesondere eine ausreichende Information über die depressive Erkrankung und ihre Entstehungsbedingungen erforderlich (Tab. 14). Es wird darüber informiert, daß es sich bei depressiven Erkrankungen um Erkrankungen handelt, die in der Symptomatik individuell sehr unterschiedlich sein können, daß aber im Prinzip bestimmte Kernsymptome, z. B. die depressive Verstimmung und die Antriebsstörung, meistens auch vegetative/somatische Symptome immer vorhanden sind. Insbesondere dem Patienten, bei dem die körperlichen Symptome im Vordergrund stehen, muß nahegebracht werden, daß er auch depressive Stimmungs- und Antriebsstörungen hat, damit er für sich das Konzept einer depressiven Erkrankung akzeptieren kann. Es wird vermittelt, daß depressive Hoffnungslosigkeit und depressive Befürchtungen aller Art zum Krankheitsbild dazugehören, also Symptome der Erkrankung sind, und sich mit Abklingen der Erkrankung wieder zurückbilden. Depressive Befürchtungen hinsichtlich des eigenen Körpers, bzgl. der finanziellen Situation etc. werden ebenfalls als Symptom der Erkrankung erklärt, und es wird bei Vorliegen depressiver Wahngedanken darauf hingewiesen, daß bei manchen Patienten mit schweren Depressionen diese Befürchtungen manchmal so stark werden können, daß der Patient das Unrealistische dieser Befürchtungen nicht mehr erkennen kann. Es wird erklärt, daß zur depressiven Symptomatik mehr oder weniger regelhaft die Lebensunlust und Suizidgedanken gehören, daß dadurch prinzipiell eine schwere Gefährdung des Patienten möglich ist und daß es deswegen besonders wichtig ist, daß der Patient offen über diese Gedanken spricht und sich helfen läßt.

Der Patient wird über die verschiedenen Ursachen der Entstehung von Depressionen informiert und dabei insbesondere darauf hingewiesen, daß im Einzelfall meistens verschiedene Ursachenfaktoren zusammenwirken, u. a. auch biologische und psychologische Faktoren. Gerade im Hinblick auf die Akzeptanz einer Antidepressivatherapie werden dem Patienten die biologischen Aspekte der Depression dargestellt, insbesondere die Transmitterstörungen. Natürlich muß dies in einer für die Patienten verständlichen Sprache geschehen, z. B. „Stoffwechselstörungen des Gehirns", „Störung der Botenstoffe des Gehirns", „Störung der Übertragungsmechanismen im Gehirn" etc. Im Hinblick auf die Antidepressivatherapie wird ihm vermittelt, daß durch die Antidepressiva diese Störung in sinnvoller Weise therapiert werden kann, daß es sich also keinesfalls nur um eine „sedierende" Behandlung handelt, sondern um eine mehr oder weniger kausale Therapie.

Zu Beginn der Antidepressivatherapie muß der Patient über das Ziel und den zeitlichen Ablauf der Therapie informiert werden, u. a. darüber, daß Antidepressiva, im Gegensatz z. B. zu Schmerzmitteln, nicht sofort ihre volle erwünschte Wirkung entfalten, sondern daß es meistens 1 – 2 Wochen dauert, bis eine antidepressive Wirksamkeit eintritt. Bezüglich der Nebenwirkungen wird darauf hingewiesen, daß diese in der Regel nicht gravierend sind, sondern „nur" subjektiv belästigend (z. B. Nausea etc.). Der Patient wird informiert, daß diese Nebenwirkungen oft bereits mit Beginn der Medikation auftreten, also oft schon vor Beginn der antidepressiven Wirkung. Der Patient wird von Anfang an darauf hingewiesen, daß er trotz evtl. störender Nebenwirkungen die Antidepressiva einnehmen sollte, damit er dann den gewünschten antidepressiven Effekt erfahren kann. Hinsichtlich der Nebenwirkungen wird er beruhigt durch die Versicherung, daß die meisten im weiteren Verlauf spontan zurückgehen oder aber durch Dosisanpassung reduziert werden können.

3.6 Suizidalität

Bei Depressiven besteht ein ausgeprägtes Suizidrisiko, das eine vitale Bedrohung darstellt. Die Suizidrate bei depressiven Patienten liegt etwa 30mal höher als in der Durchschnittsbevölkerung. 15 % der Patienten mit schweren depressiven Störungen sterben im Laufe ihres Lebens an Suizid. 20 – 60 % depressiv Erkrankter weisen Suizidversuche in ihrer Krankheitsgeschichte auf. 40 – 80 % der Patienten leiden an Suizidideen während einer aktuellen Depression.

Der Patient zeigt direkt oder indirekt seine Suizidgedanken, sie können also bei ausreichender Aufmerksamkeit des Arztes meistens erkannt werden. Ein Besuch in der Arztpraxis kann ein Notsignal sein. Es ist bekannt, daß ein Großteil der Patienten, die einen Suizidversuch begehen, wenige Wochen vorher ihren Hausarzt aufsuchten. Allerdings wird dabei nicht immer das Thema Depressivität und Suizidalität vom Patienten selber angesprochen, sondern oft benutzt der Patient somatische Symptome als „Eintrittspforte" zum Arzt.

Der Phänomenenbereich der Suizidalität ist klinisch sehr vielgestaltig, beginnend mit dem parasuizidalen Bedürfnis nach Ruhe und Pause, über dezidierte Todeswünsche und Suizidgedanken bis zu den

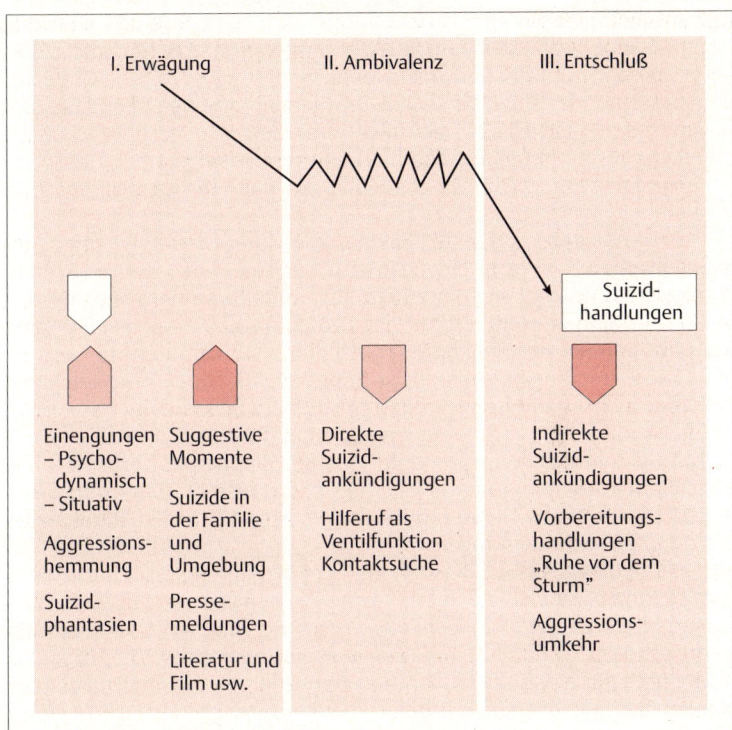

Abb. 14   Stadien bei Suizidalität (nach: Pöldinger, 1988)

verschiedenen Typen der Suizidhandlung, einschließlich dem „erfolg-reichen" Suizid.

Suizidversuche bzw. Suizide können kurzschlußartig durchge-führt werden, häufig sind sie jedoch längerfristig geplant, das gilt insbe-sondere für Suizide. Diese längerfristige Entwicklung zeigt einen sta-dienhaften Ablauf der suizidalen Krise mit einer mehr oder minder lan-gen Phase der Erwägung, einer mehr oder minder langen Phase der Am-bivalenz und der finalen Entschlußphase. Die Entwicklung läuft also meist nicht von der ersten Erwägung in einem direkten Weg zum Ent-schluß, sondern ist durch ein längerdauerndes Unschlüssigsein gekenn-zeichnet. Je nachdem, welche Außenfaktoren wirksam werden, kann die angebahnte Entwicklung zum Suizidversuch/Suizid aufgehalten oder angestoßen werden (Abb. 14). Die diese Entwicklung kennzeichnende Ambivalenz bleibt häufig selbst noch im suizidalen Akt bestehen. Selbst bei ausgeprägt suizidalen Patienten mit starkem Todeswunsch besteht oft noch eine Restambivalenz mit der Implikation, daß man das Leben annehmen wird, falls der Suizidversuch mißlingen sollte („Gottesurteilsfunktion" des Suizidversuchs). Der stadienhafte Ablauf und die Ambivalenz des Entscheidungsgeschehens machen es im besonderen Maße möglich, durch therapeutische Intervention die suizidale Entwicklung zu beenden, wenn man früh genug die suizidale Absicht diagnostiziert hat.

Die Diagnostik der suizidalen Gefährdung ist eine wichtige Aufgabe des Arztes, wenn er einen Patienten mit einer depressiven Erkrankung sieht, und zwar nicht nur beim Erstkontakt, sondern auch bei den weiteren Kontakten im Verlauf der Behandlung. Die Suizidalität kann sich im Rahmen der Behandlung verändern, sie kann sich bessern im Vergleich zum Eingangsbefund, sie kann sich aber auch verschlechtern. Bekannt ist z. B. die Hypothese, daß es unter der Behandlung mit Antidepressiva zumindest vorübergehend zu einer besonderen suizidalen Gefährdung kommen kann, wenn der Antrieb sich bereits verbessert hat, die depressive Symptomatik aber noch fortbesteht (Stimmungs-Antriebs-Dissoziation). Der Arzt muß also bei jeder Visite dem Problem der Suizidalität Rechnung tragen.

Die diagnostische Beurteilung der Suizidalität setzt eine gezielte Exploration voraus. Es genügt nicht, die Problematik aus falsch verstandenem Einfühlungsvermögen nur vorsichtig und indirekt anzusprechen, sondern Suizidalität muß gezielt exploriert werden. Die Sorge, daß man durch diese gezielte Exploration den Patienten evtl. erst auf den Gedanken des Suizidversuchs bringen könnte, ist falsch. Ganz im Gegenteil führt oft das Gespräch über suizidale Gedanken zu Entlastung und zum Aufbrechen der suizidalen Isolation und Einengung des Patienten. Der Patient erfährt, daß seine Notsignale angenommen werden und daß prinzipiell Hilfsmöglichkeiten gegeben sind.

Die Diagnostik von Suizidalität ist durch eine große Irrtumsmöglichkeit belastet, da u. a. Bagatellisierungs- und Verleugnungstendenzen des Patienten sogar das Erkennen einer akuten schweren suizidalen Gefährdung verhindern können. Oft ergibt sich erst in einem längerdauernden Gespräch die Beziehungsebene, auf der der Patient sich so weit öffnet, daß er über seine suizidalen Tendenzen sprechen kann. Der Arzt muß dafür sorgen, daß er das Gespräch so geschickt führt, daß eine solche Offenheit entstehen kann.

Im Zentrum der Exploration sollten die folgenden Aspekte stehen:

– Schwere und Dauer der depressiven Verstimmung
– Ausgeprägte depressive Hoffnungslosigkeit
– Depressive Wahnsymptomatik, z. B. Vorliegen von Schuld-, Krankheits- oder Verarmungsideen

- Lebensunlust
- Todeswünsche
- Flüchtige oder dauerhafte Suizidideen
- Mitteilung an die Umgebung über den geplanten Suizid, Abschiedsbrief
- Konkrete Gedanken über die Ausführung des Suizids
- Frühere Suizidversuche
- Suizidversuchsmodelle in der Familie bzw. sonstiger Umgebung
- Fehlen von ethisch-moralischen Hemmungen vor Suizid
- Fehlen zwischenmenschlicher Kontakte und Aussprachemöglichkeiten

Für den diesbezüglich nicht ausreichend Erfahrenen können Fragebögen zur Abschätzung der Suizidalität hilfreich sein (Tab. 17).

Vielfach wird die Ankündigung eines Suizidversuchs durch einen Patienten fälschlicherweise als demonstrative Geste interpretiert. Dem ist entgegenzuhalten, daß der größte Teil der Suizidversuche/Suizide angekündigt wird. Wichtig ist auch zu wissen, daß suizidale Patienten nicht immer Verzweiflung und Unruhe zeigen, wie man zunächst laienhaft annehmen könnte. Manchmal kann der Eintritt plötzlicher Ruhe oder gar friedvoller Gelöstheit nach vorheriger Verzweiflung und Unruhe („Ruhe vor dem Sturm") sogar besonders alarmierend sein, in dem Sinne, daß jetzt offensichtlich der Suizidplan ganz feststeht und der Patient mit seinem Leben abgeschlossen hat.

Im Umgang mit den suizidal gefährdeten Depressiven ist es wichtig, eine wohlwollende, verständnisvolle, supportive Grundhaltung zu praktizieren. Dazu gehört, daß man u. a. die Suizidalität des Patienten als Faktum hinnimmt und nicht durch direkten oder indirekten normativen Druck in Frage stellt. Man versucht dem Patienten zu vermitteln, daß es in seiner aktuellen Lebenssituation, z. B. angesichts der Schwere der Depression, verständlich ist, daß er Lebensunlust und Suizidgedanken verspürt und daß dieses auch viele andere Patienten in gleicher Situation durchmachen. Zum Gespräch gehört auch, die Bindung zum Leben und die Hoffnung auf eine zu erwartende Besserung anzusprechen und zu betonen. In dem Zusammenhang ist auch die Einbeziehung von positiv erlebten Bezugspersonen, insbesondere von Lebenspartnern, wichtig. Ganz bedeutend ist in dieser Phase eine engmaschige ärztliche Betreuung des Patienten. Bei jedem Termin kann man dem Patienten das Versprechen abnehmen, bis zum Zeitpunkt des nächsten Arztkontaktes keine suizidale Handlung vorzunehmen. Erfahrungsgemäß fühlen sich die Patienten oft durch dieses Versprechen sehr stark gebunden und können über begrenzte Zeiträume sich aufdrängenden Suizidabsichten widerstehen. Das Angebot, daß der Arzt auch telefonisch jederzeit erreichbar ist, wird auch von einsamen Patienten meistens in kritischen Situatio-

---

Tab. 17   Fragenkatalog zur Abschätzung der Suizidalität

Je mehr Fragen im Sinne der angegebenen Antwort beantwortet werden, desto höher muß das Suizidrisiko eingeschätzt werden.

1. Haben Sie in letzter Zeit daran denken müssen, sich das Leben zu nehmen?	ja
2. Häufig?	ja
3. Haben Sie auch daran denken müssen, ohne es zu wollen? Haben sich Suizidgedanken aufgedrängt?	ja
4. Haben Sie konkrete Ideen, wie Sie es machen würden?	ja
5. Haben Sie Vorbereitungen getroffen?	ja
6. Haben Sie schon zu jemandem über Ihre Suizidabsichten gesprochen?	ja
7. Haben Sie einmal einen Suizidversuch unternommen?	ja
8. Hat sich in Ihrer Familie oder ihrem Freundes- und Bekanntenkreis schon jemand das Leben genommen?	ja
9. Halten Sie Ihre Situation für aussichts- und hoffnungslos?	ja
10. Fällt es Ihnen schwer an etwas anderes als an Ihre Probleme zu denken?	ja
11. Haben Sie in letzter Zeit weniger Kontakte zu Ihren Verwandten, Bekannten und Freunden?	ja
12. Haben Sie noch Interesse daran, was in Ihrem Beruf und in Ihrer Umgebung vorgeht? Interessieren Sie sich noch für Ihre Hobbys?	nein
13. Haben Sie jemanden, mit dem Sie offen und vertraulich über Ihre Probleme sprechen können?	nein
14. Wohnen Sie in Ihrer Wohnung, in einer Wohngemeinschaft mit Familienmitgliedern oder Bekannten?	nein
15. Fühlen Sie sich unter starken familiären oder beruflichen Verpflichtungen stehend?	nein
16. Fühlen Sie sich in einer religiösen bzw. weltanschaulichen Gemeinschaft verwurzelt?	nein

---

nen ausgenutzt. Bei schwerergradiger Suizidalität ist eine Behandlung auf ambulanter Basis nicht möglich, sondern der Patient muß stationär in einer Psychiatrischen Klinik behandelt werden.

Unter der Therapie mit Antidepressiva geht in der Regel mit dem Abklingen der Depressivität auch die Suizidalität zurück. Es gibt Hinweise dafür, daß bestimmte Antidepressiva, u. a. die selektiven Serotonin-Wiederaufnahmehemmer, die Suizidalität schneller zum Abklingen bringen als andere Antidepressiva. Man erklärt es damit, daß möglicherweise serotonerge Antidepressiva in besonderer Weise in die Mechanismen eingreifen, die für Suizidalität relevant sind (Serotoninmangelhypothese der Suizidalität). Fallberichte, die eine Induktion von Suizidalität durch den selektiven Serotonin-Wiederaufnahmehemmer Fluoxetin beschrieben, lassen sich bei gruppenstatistischer Analyse aller verfügbaren diesbezüglichen Daten nicht bestätigen. In der Regel sollte daran gedacht werden, insbesondere bei agitiert-depressiven Patienten mit Suizidalität, ein sedierendes Antidepressivum zu verschreiben oder aber, wenn man mit einem nichtsedierenden Antidepressivum behandelt, ein sedierendes Psychopharmakon in Co-Medikation, z.B. ein Benzodiazepin oder ein sedierendes Neuroleptikum, zu verabreichen.

Wesentliche Fehler im Umgang mit depressiv-suizidalen Krisen sind Bagatellisierung oder Überdramatisierung und Überaktivität, auch das Vermeiden von direktem Nachfragen aus einer fehlverstandenen Auffassung, dadurch Suizidalität erst zu wecken. Hierzu gehört auch das Vergessen, überhaupt nachzufragen, das Nichtbeachten von direkten und indirekten Zeichen, das „Nicht-ernst-nehmen" von suizidalen Äußerungen, von Äußerungen bzgl. Hoffnungslosigkeit und Todeswünschen.

Da Antidpressiva ein unterschiedliches Potential hinsichtlich der Toxizität bei Überdosierung aufweisen, ist die Kenntnis der Einteilung in „sichere" und „weniger sichere" von praktischer klinischer Bedeutung (s. auch Tab. 18). SSRI können unter diesem Aspekt als sicher eingeschätzt werden.

Tab. 18   Überdosierung: Sichere und weniger sichere Antidepressiva

„Sicher" DL : TD $\geq$ 14		„Weniger sicher" DL : TD < 14	
Citalopram	Mianserin	Amitriptylin	Imipramin
Fluoxetin	Mirtazapin	Clomipramin	Maprotilin
Fluvoxamin	Trazodon	Desipramin	Melitracen
Paroxetin		Dibenzepin	Nortriptylin
Sertralin		Dothiepin	Opipramol
		Doxepin	Trimipramin

DL: Dosis letalis
TD: Tägliche Dosis
Der Quotient 14 wurde deshalb gewählt, da dies meist der üblichen Verschreibungsmenge der Medikamente für 14 Tage entspricht.

3.7 Antidepressiva in Schwangerschaft und Stillzeit

Grundsätzlich sollte eine Behandlung mit Arzneimitteln in der Schwangerschaft und in der Laktationsperiode nur nach strengster Indikationsstellung erfolgen. Dies gilt auch für Psychopharmaka. Die Beurteilung der Risiken einer psychopharmakotherapie in der Schwangerschaft orientiert sich im wesentlichen an den folgenden Aspekten (siehe auch Tab. 19):

1. Teratogenes Risiko im ersten Trimenon während der Organogenese (Inzidenz von Mißbildungen abhängig von dem Zeitpunkt der Einwirkung, der Einwirkungsdauer sowie der Höhe der Dosierung und Verteilung im Gewebe, der Interaktion mit anderen Substanzen sowie – unabhängig davon – von einer genetisch determinierten Vulnerabilität).

2. Perinatale Störungen (bei Fortführung der Therapie bis zum Zeitpunkt der Geburt, z. B. Auftreten extrapyramidalmotorischer Störungen nach Neuroleptikagabe bzw. Auftreten von anticholinergen unerwünschten Begleiteffekten bei Gabe von trizyklischen Antidepressiva).

3. Postnatale Störungen (längerfristige Entwicklungsstörungen, z. B. Lernbehinderungen und psychomotorische Auffälligkeiten).

Neben Mißbildungs- und Entwicklungsstörungen können unter Behandlung mit Arzneimitteln auch Fehl- und Totgeburten auftreten.

Im allgemeinen ist die Morbidität für psychische Störungen in der Schwangerschaft geringer, im Wochenbett dagegen höher (vor allem affektive Störungen).

Die Inzidenz von Mißbildungen liegt in den Industrieländern, unabhängig von der Gabe von Arzneimitteln, bei ca. 3 %. Die Gabe von trizyklischen Antidepressiva scheint im allgemeinen nicht mit einem erhöhten Risiko für kongenitale Mißbildungen verbunden zu sein, während von einem erhöhten Risiko nach intrauteriner Lithiumtherapie auszugehen ist. Perinatale Auffälligkeiten (neonatale Toxizität) in Form von z. B. Krampfanfällen, Trinkschwäche und Harnverhalten wurden vereinzelt nach Gabe von trizyklischen Antidepressiva als Folge einer anticholinergen Nebenwirkung berichtet.

Die Gabe von selektiven Serotonin-Wiederaufnahmehemmern (SSRI) scheint nicht mit einem erhöhten teratogenen Risiko verbunden zu sein, wobei die bisher vorliegenden Daten allerdings keine abschließende Bewertung erlauben. Dagegen ist von der Gabe von irreversiblen Monoaminoxidasehemmern (z. B. Tranylcypromin) während der Schwangerschaft abzusehen, da sowohl über kongenitale Mißbildungen berichtet wurde als auch das gelegentliche Auftreten einer hypertensiven Krise nach Einnahme tyraminhaltiger Nahrungsmittel den Foetus

Tab. 19 Antidepressivagabe während Gravidität und Laktation – Risiken

	TCA	MAO-Hemmer irreversibel	MAO-Hemmer reversibel	SSRI	Li
Teratogenität (Mißbildungen)	–	(+)	?	–	+
[1]**perinatale Störungen** (bei Behandlung bis zur Geburt)	+ (Aggressivität, Schlafstörungen, Krampfanfälle, Trinkschwäche, Harnverhalt, Hyperkinesien, Zyanose)	?	?	?	+ Zyanose, Trinkschwäche, Hypotonie, niedriger Apgar-Index, Herzrhythmusstörungen, „Floppy-infant-Syndrom", Hypothyreose, Diabetes insipidus
postnatale Störungen (Verhaltensauffälligkeiten bei Kindern (z. B. Lernbehinderungen)	tierexperimentelle Untersuchungen weisen auf eine Beeinträchtigung von Rezeptorfunktionen im Gehirn hin, aussagekräftige Daten beim Menschen fehlen				
Laktation	während der Stillzeit sollte eine Psychopharmakagabe möglichst vermieden werden, bei dringender Indikation abstillen				

[1] die aufgelisteten Nebenwirkungen können potentiell auftreten

Tab. 20   Therapeutische Empfehlungen im Falle einer unabwendbaren Behandlung mit Antidepressiva in der Schwangerschaft

- sehr strenge Indikationsstellung im 1. Trimenon
  alternative Therapien bevorzugen (z. B. kognitive Verhaltenstherapie, Schlafentzugstherapie, Lichttherapie)

- ausführliche Aufklärung über Nutzen und Risiken einer medikamentösen Behandlung (z. B. Gefahren einer affektiven Psychose für Mutter und Kind versus arzneimittelbedingter Risiken)

- möglichst niedrige Dosierung

- Verordnung von Substanzen, die seit langem im Handel sind (teratogenes Risiko besser bekannt), z. B. Desipramin und Nortriptylin (geringere anticholinerge Nebenwirkungen)

- möglichst keine Verordnungen von SSRI und Moclobemid (teratogene Risiken bei diesen neuen Substanzen schwer einschätzbar)

- keine Verordnung von irreversiblen MAO-Hemmern (mögliche Teratogenität, Gefahr arterieller Hypertension)

- häufige Blutspiegelkontrollen

- Reduktion bzw. Absetzen der Substanzen ca. 2 Wochen vor dem Geburtstermin

erheblich gefährden kann. Die meisten Antidepressiva treten vom Serum in die Muttermilch über. Deshalb wird allgemein empfohlen, bei einer dringend indizierten Therapie mit Psychopharmaka im Wochenbett eher abzustillen als auf die Behandlung zu verzichten.

Tabelle 20 gibt einen Überblick über therapeutische Empfehlungen im Falle einer unabwendbaren Behandlung mit Antidepressiva in der Schwangerschaft.

3.8   Behandlung depressiver Syndrome im höheren Lebensalter

Die Behandlung depressiver Syndrome im Alter unterscheidet sich nicht grundsätzlich von der Behandlung depressiver Störungen im jüngeren Lebensalter. Die häufig vorliegende Multimorbidität mit vielfach daraus resultierender Polypragmasie bei unterschiedlichen Fachkollegen, die in diesem Zusammenhang oftmals fehlende Koordination der Therapie sowie pharmakokinetische und pharmakodynamische altersspezifische Veränderungen bedingen ein im allgemeinen höheres Behandlungsrisiko im Vergleich zu jüngeren Patienten.

Grundsätzlich ist eine antidepressive Therapie nur im Rahmen eines Gesamtbehandlungskonzeptes durchführbar, das neben der Gabe von antidepressiv wirksamen Substanzen, psychotherapeutische Verfahren sowie eine in vielen Fällen im höheren Lebensalter notwendige internistische Begleittherapie umfaßt. Die Einbindung von Familienangehörigen in die Therapie ist bei Alterspatienten von besonderer Bedeutung.

Vor Beginn einer antidepressiven Therapie ist eine sorgfältige Nutzen-Risikoanalyse unerläßlich. In diesem Kontext ist die Frage zu prüfen, ob in Abhängigkeit vom Schweregrad und der Dauer der vorliegenden depressiven Symptomatik überhaupt eine medikamentöse antidepressive Behandlung erforderlich ist. Bei der psychopharmakologischen Behandlung im höheren Lebensalter sind pharmakokinetische und pharmakodynamische Veränderungen zu beachten, dazu gehören:

1. Änderungen der Absorption (Reduktion von gastrointestinaler Motilität, Blutfluß und Magensäureproduktion)
2. Änderungen des Verteilungsvolumens (relative Abnahme des Gesamtkörperwassers, relative Zunahme des Körperfettes, Verminderung des Plasmaalbumins)
3. Änderungen des Metabolismus (Verminderung von Lebergröße und -durchblutung, Reduktion von Enzymaktivitäten)
4. Änderung der Ausscheidung (Reduktion der glomerulären Filtrationsrate) und der Pharmakodynamik (Zunahme von Rezeptorempfindlichkeiten).

Folgen dieser Veränderungen sind häufig eine höhere Variabilität der Plasmaspiegel, eine längere Wirkungsdauer fettlöslicher Substanzen, Einschränkungen der Biotransformation sowie Verzögerungen der renalen Elimination und Erhöhung der Nebenwirkungsrate.

Wichtige Einflußfaktoren sind aber nicht nur die altersbedingten physiologischen Veränderungen, sondern vor allem auch die im höheren Lebensalter vermehrt auftretenden körperlichen Erkrankungen, Lebererkrankungen und die zeitgleiche Verordnung anderer Medikamente mit den daraus resultierenden, häufig schwer überblickbaren Arzneimittelinteraktionen. Die Besonderheiten einer Therapie mit Antidepressiva im höheren Lebensalter sind in Tabelle 21 aufgelistet.

Vor Behandlungsbeginn sind eine ausführliche körperliche Untersuchung, ein Laborstatus, die Ableitung eines EKG's sowie eine umfassende Dokumentation aller derzeit verabreichten Medikamente und eine sorgfältige Aufklärung über potentielle unerwünschte Begleiteffekte der verordneten antidepressiven Substanz erforderlich. Prinzipiell sind die meisten der im Handel erhältlichen Antidepressiva für die Therapie depressiver Syndrome im höheren Lebensalter geeignet, sofern keine individuell besonders ausgeprägten Risikofaktoren vorliegen. Die

Tab. 21   Therapie mit Antidepressiva im höheren Lebensalter Besonderheiten

- Multimorbidität mit häufiger Polypharmazie (Arzneimittelinteraktionen)
- Koordination der Therapie (wenn verschiedene Kollegen behandeln)
- Berücksichtigung altersabhängiger pharmakokinetischer und
- pharmakodynamischer Besonderheiten
- Syndromdiagnose mit nosologischer Zuordnung
- Körperliche Untersuchung (EKG)
- Gesamtbehandlungskonzept (antidepressive Therapie, Psychotherapie, Milieutherapie, internistische Begleittherapie)
- Sorgfältige Nutzen-Risiko-Analyse (klinischer Erfolg und Verträglichkeit früherer antidepressiver Behandlungen) (NW-Profil, individuelle Risikofaktoren)
- Aufklärung über den Wirkungseintritt und über mögliche Nebenwirkungen
- Einbindung von Familienangehörigen
- Einfaches Dosiskonzept (wenn möglich Monotherapie)
- Einschleichende Dosierung
- Geringere maximale Dosishöhe (ca. 50 % der Dosis jüngerer Patienten)
- Häufige Vorstellungstermine

Auswahl des Antidepressivums erfolgt in Abhängigkeit von der Art des psychopathologischen Syndroms, des Nebenwirkungsprofils der jeweiligen Substanz und dem Vorliegen individueller Risikofaktoren. Die neue Gruppe der selektiven Serotonin-Wiederaufnahmehemmer (Citalopram, Fluoxetin, Fluvoxamin, Paroxetin, Sertralin) sowie neue Monoaminoxidase-A-Hemmer (z. B. Moclobemid) bieten aufgrund ihrer weitgehend fehlenden anticholinergen Begleiteffekte und der sehr geringen kardiovaskulären Beeinträchtigung deutliche Vorteile.

3.9   Vorgehen bei Therapieresistenz

Die Erfolgsrate der Antidepressivtherapie bei depressiven Erkrankungen liegt bei etwa 60–70 %, unabhängig von der Stoffklasse und dem Wirkstoff einzelner antidepressiver Substanzen. Die Behandlung der verbleibenden Patienten, die auf das erste Medikament nicht ansprechen, stellt ein ernst zu nehmendes und gewichtiges Problem dar. Insbesondere Patienten mit längerer Therapieresistenz gehören in fachärztliche Behandlung.

Biochemischer Wirkungsschwerpunkt	Substanz*	Bereits erfolglos behandelt mit
noradrenerg und serotonerg:	Amitriptylin, Doxepin, Mirtazapin, Milnacipran, Venlafaxin	✓
serotonerg: selektiv	Citalopram, Fluoxetin, Fluvoxamin, Paroxetin, Sertralin	
noradrenerg: nichtselektiv	Maprotilin	
MAO-Hemmer: RIMA	Tranylcypromin, Moclobemid	
eher noradrenerg:	Desipramin, Nortriptylin, Dibenzepin, Protriptylin	✓
eher serotonerg:	Clomipramin	
α-Rezeptoren-Blocker	Mianserin, Mirtazapin	✓
Dopamin-Antagonisten:	Opipramol, Trimipramin	

Abb. 15   Checkliste bei Therapieresistenz, * Auswahl

Therapieresistenz sollte zunächst eine erneute Diagnostik nach sich ziehen, um mögliche ausschaltbare Ursachen einer Therapieresistenz herauszufinden.

Zur diesbezüglichen Differentialdiagnostik gehört u.a. das Ergründen von:
– pathogenen Faktoren
– mangelnder Compliance
– inadäquater Behandlung (z.B. zu niedrige Dosierung)

Wenn solche Faktoren ausgeschlossen werden können, so muß ein schrittweises Vorgehen praktiziert werden, um das Problem der Therapieresistenz zu lösen. Dazu gehören die folgenden Schritte:

Höhere Dosierung des Antidepressivums

Sprechen Patienten auf eine adäquate Antidepressivabehandlung (entsprechend 150 mg eines Standardtrizyklikums) nicht an, so ist eine Steigerung der Dosierung auf Tagesdosen entsprechend 150–300 mg eines Standard-Antidepressivums gerechtfertigt. Eine Reihe von klinischen Studien der letzten Zeit haben Zweifel darüber entstehen lassen, daß die üblichen oralen Tagesdosen von 150 mg eines Standardantidepressivums in jedem Fall ausreichend sind.

Infusionstherapie

Verschiedene Antidepressiva können als intravenöse Infusionstherapien verwendet werden. Es ist nach wie vor umstritten, ob bei intravenöser Verabreichung eines Antidepressivums eine bessere Wirksamkeit zu erzielen ist als bei oraler Gabe. Selbstverständlich kann in einzelnen Fällen (z.B. bei hoher First-pass-Metabolisierung) die parenterale Gabe kinetische Vorteile bieten. Als mögliche weitere Vorteile einer Infusionstherapie werden die gesicherte Compliance, eine geringere Nebenwirkungsrate sowie psychologische Faktoren (hohe Plazeboeffekte der Infusionstherapie) diskutiert. Die Infusion ist eine Dokumentation des Schweregrades der Erkrankung für den Patienten und seine Angehörigen. Der tägliche Kontakt mit Arzt und Pflegepersonal ist eine Hilfe zur Überbrückung der Latenzzeit bis zum Wirkungseintritt.

Sequentieller Einsatz von Antidepressiva mit unterschiedlichem biochemischem Wirkungsschwerpunkt

Wenn trotz Dosiserhöhung keine ausreichende Besserung der depressiven Symptomatik eintritt, sollte ein Antidepressivum mit einem anderen biochemischen Wirkungsschwerpunkt gewählt werden (siehe auch Abb. 16). Bei Nichtansprechen auf ein primär das serotonerge System beeinflussendes Antidepressivum, wie z.B. einen selektiven Serotonin-Wiederaufnahmehemmer, kann beispielsweise auf eine primär das noradrenerge System beeinflussende Substanz, z.B. Maprotilin, umgestellt werden. Dieser Behandlungsstrategie liegt die Annahme zugrunde, daß bei einem bestimmten Patienten eine selektive Beeinflussung des noradrenergen oder aber des serotonergen Systems den geeigneten Einstieg für eine wirksame antidepressive Behandlung darstellt. In diesem Kontext besteht auch die Möglichkeit, durch Umsetzen auf einen Monoaminoxidasehemmer, einen anderen Wirkansatz zu realisieren. Insbesondere seit durch Einführung des reversiblen Monoaminoxidasehemmers Moclobemid die Unverträglichkeitsprobleme der klassischen MAO-Hemmer umgangen werden können, ist diese Möglichkeit durch-

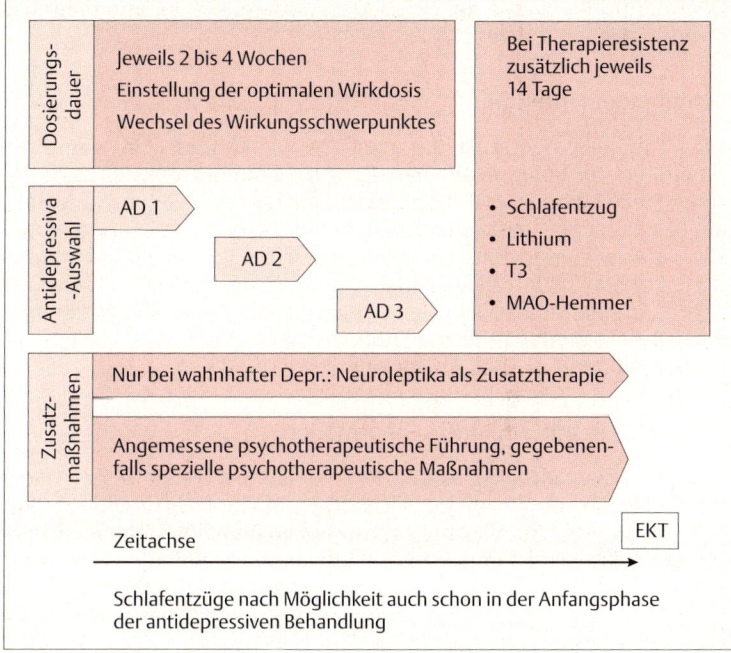

Abb. 16   Vorgehen bei Therapieresistenz (AD = Antidepressivum, EKT = Elektrokrampftherapie, T3 = Trijodthyronin)

aus auch im ambulanten Bereich praktikabel. Ein sequentieller Behandlungsplan kann aus Abb. 15 entnommen werden.

Kombination verschiedener Antidepressiva

Verschiedene Autoren haben darauf hingewiesen, daß bei Patienten, die auf eine antidepressive Monotherapie nicht ansprachen, durch eine solche Kombinationsbehandlung eine bessere Wirkung erzielt werden konnte. Diesbezüglich ist insbesondere die Kombination trizyklischer Antidepressiva mit Monoaminoxidasehemmer als Möglichkeit zur Verbesserung des therapeutischen Ansprechens besprochen worden. Allerdings sollte dabei im ambulanten Bereich nur die Kombination zwischen einem Trizyklikum und dem selektiven und reversiblen Monoaminoxidase-A-Hemmer Moclobemid durchgeführt werden, da die Kombination mit klassischen MAO-Hemmern zum Teil zu gefährlichen Nebenwirkungen führen kann. Die Kombination von SSRI mit MAO-

Hemmern sollte wegen der Gefahr des Auftretens eines Serotonin-Syndroms auf jeden Fall vermieden werden.

Lithiumaugmentation

Die Lithiumaugmentation, d.h. die Gabe von Lithium (Einstellung auf therapeutische Spiegel zwischen 0,6 und 0,8 mmol/l) zusätzlich zur bestehenden Therapie mit Antidepressiva, gilt heute als das effektivste und am besten belegte Verfahren, um die Therapieresistenz auf Antidepressiva zu überwinden. Eine Reihe von Studien, u. a. doppelblind kontrollierte Studien, konnte zeigen, daß es in der Regel bereits nach wenigen Tagen zu einer eindrucksvollen Besserung der Depressivität kommen kann. Bei der Kombination mit Lithium sind eventuell mögliche Interaktionen zu beachten. Dies gilt auch für gewisse SSRI.

Kombination mit Schilddrüsenhormonen

Es wurde eine rasche Besserung von therapieresistenten Depressionen durch Zugabe von 25–40 μg L-Triiodthyronin zu trizyklischen Antidepressiva angegeben. Allerdings ist diese Behandlungsstrategie nicht so gut in kontrollierten empirischen Studien belegt wie die Lithiumaugmentation.

Weitere Augmentationsstrategien

In letzter Zeit wird in der Literatur eine Augmentationsstrategie durch Buspiron diskutiert, um durch dessen spezifische Beeinflussung des $5-HT_{1A}$ Rezeptors einen zusätzlichen antidepressiven Effekt zu erreichen. Dabei empfiehlt es sich in den ersten Tagen 3×5 mg Buspiron zu verabreichen und in weiterer Folge auf 3×10 mg bis zu 3×20 mg zu steigern. Gerade wenn die Komorbidität einer Depression mit einer Generalisierten Angststörung vorliegt, scheint sich diese Augmentationsstrategie zu bewähren.

Weiterhin wird in letzter Zeit die Augmentation einer SSRI-Behandlung mit Pindolol diskutiert, die zu einem rascheren Wirkungseintritt und auch größerem Gesamterfolg, besonders bei mittelschweren Depressionen, also nicht den therapieresistenten Depressionen, führen soll. Die Dosierung wird dabei mit $3 \times 2,5$ mg Pindolol pro Tag angegeben. Als Wirkmechanismus wird diskutiert, daß die präsynaptischen $5-HT_{1A}$ Autorezeptoren blockiert werden und dadurch eine vermehrte Freisetzung von Serotonin in den synaptischen Spalt stattfindet. Eindeutige klinische Ergebnisse hierzu stehen jedoch noch aus.

Die Kombination von Antidepressiva mit z.B. $2 \times$ pro Woche durchgeführten therapeutischen Schlafentzügen empfiehlt sich nicht nur bei Therapieresistenz, sondern bereits in der Anfangsphase der medikamentösen antidepressiven Therapie zur Abkürzung der Wirklatenz der Antidepressiva.

Es gibt noch eine Reihe anderer Kombinationsbehandlungen, die aber empirisch ungenügend begründet sind und eher auf der Basis von Einzelfallkasuistiken beschrieben werden.

Elektrokrampftherapie

Bei unzureichendem therapeutischem Erfolg aller medikamentösen Behandlungskonzepte stellt die Elektrokrampftherapie in der Behandlung therapieresistenter Depressionen als ultima ratio ein erprobtes Behandlungsverfahren dar. Trotz der diesbezüglichen Vorbehalte in der öffentlichen Meinung, sollte der Patient dazu motiviert werden, diese Behandlung durchführen zu lassen. Die Elektrokrampftherapie wird in der Regel nur unter stationären Bedingungen durchgeführt.

3.10 Langzeittherapie

Empfehlungen für die zu beachtenden Richtlinien zur Langzeittherapie setzen Kenntnisse über den Verlauf einer Depression voraus. Von der Arbeitsgruppe der Universität Pittsburgh wurde ein Modell für den Verlauf einer Depression und deren mögliche therapeutische Beeinflußbarkeit erarbeitet.

Die Behandlungsphasen einer Depression werden in drei Abschnitte eingeteilt (siehe Abb. 17):
– Akuttherapie
– Erhaltungstherapie und
– prophylaktische Therapie.

Die Akuttherapie erstreckt sich bis zur Remission (meist 4–6 Wochen). Aufgrund der bis jetzt vorliegenden Ergebnisse zeigt sich, daß nach einer Akuttherapie mit Antidepressiva nahezu alle Patienten im Sinne einer Erhaltungstherapie über einen Zeitraum von 4–6 Monaten mit Antidepressiva in der gleichen Dosierung, mit der die Remission erzielt wurde, weiter behandelt werden sollen, um einen Rückfall auszuschließen. Die im Anschluß an die Erhaltungstherapie durchzuführende prophylaktische Langzeittherapie (wiederum gleiche Dosierung wie in Erhaltungstherapie) sollte, wenn die Voraussetzungen dafür vorliegen (siehe Tab. 22), über einen unbestimmten Zeitraum von mehreren Jahren fortgesetzt werden.

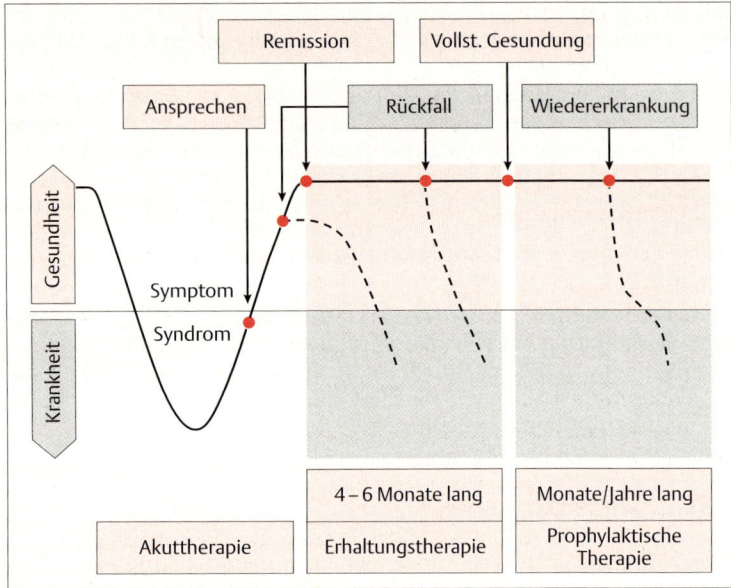

Abb. 17   Verlaufsstadien einer Depression (nach Kupfer, 1991)

Tab. 22   Indikationen für eine medikamentöse prophylaktische Therapie bei unipolarer Depression

Indikationen für eine Langzeittherapie der Depression

- ≥ 3 Episoden (innerhalb von 5 Jahren)
- 2 Episoden (innerhalb von 5 Jahren) und folgende Risikofaktoren:
  - Spätes Erkrankungsalter (über 60 Jahre)
  - Frühes Erkrankungsalter (unter 40 Jahre)
  - Kurzes Intervall zwischen Episoden
  - Rasche Symptomentwicklung bei Episoden
  - Positive Familienanamnese mit affektiven Erkrankungen
  - Komorbidität (doppelte Depression, Angsterkrankungen, Mißbrauch von Alkohol und/oder Medikamenten)
  - Schwere der Indexepisode (inklusive Suizidalität)
  - Schlechte Behandelbarkeit in der Erhaltungstherapie
  - Geringes Maß an Arbeitsfähigkeit

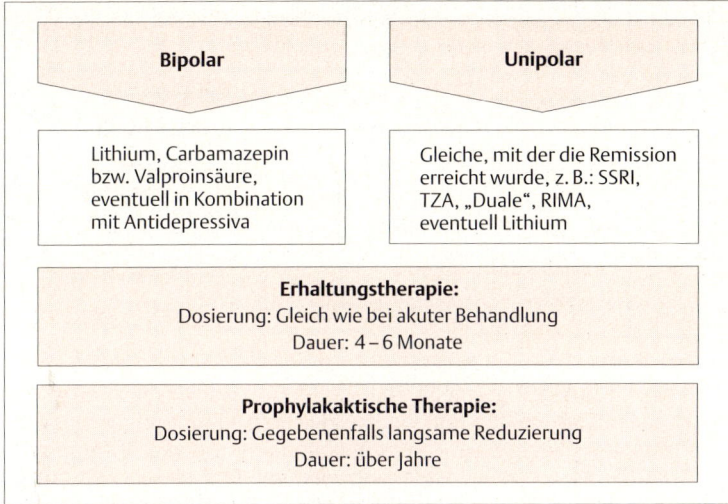

Abb. 18   Langzeittherapie bei unipolarer und bipolarer Depression

Zur Definition der in dem Schema (Abb. 17) festgelegten Begriffe:
- *Remission* bedeutet eine vollständige Wiederherstellung auf das Niveau vor Ausbruch der Erkrankung.
- *Vollständige* Gesundung wird nach einer etwa 6-monatigen Symptomfreiheit angenommen.
- Von einem *Rückfall* wird gesprochen, wenn mehrere Symptome als Komplex (Syndrom) auftreten und dies innerhalb der gleichen Krankheitsphase, also innerhalb von 4–6 Monaten nach Erreichen der Remission der Fall ist.
- Als *Wiedererkrankung* wird bezeichnet, wenn eine Episode auftritt, nachdem bereits zuvor eine länger dauernde Remission erreicht worden war.

Bei der Wahl der Medikation ist die Unterscheidung in eine unipolare und in eine bipolare Depression von großer therapeutischer Wichtigkeit (siehe Abb. 18). Es hat sich bewährt, bipolare Patienten auf Lithium (Spiegel um 0,5 mmol/l), Carbamazepin (300–1200 mg/Tag) bzw. Valproinsäure (750–1250 mg/Tag), eventuell in Kombination mit Antidepressiva, einzustellen (Tab. 23) und unipolare Patienten mit jenem Antidepressivum in der gleichen Dosierung weiter zu behandeln, mit dem die Remission erreicht wurde.

Tab. 23   Medikamente zur prophylaktischen Therapie bei bipolaren und eventuell bei unipolaren Störungen

Wirksubstanz	Dosierung* mg/Tag	Blutspiegel
Lithiumcarbonat	400 – 800	0,5 – 0,8 mVal/l
Carbamazepin	400 – 1200	17 – 42 μmol/l (4 – 10 μmol/ml)
Valproinsäure Na-Valproat	750 – 1250	50 – 120 μg/ml

* Initialdosis deutlich geringer (einschleichend dosieren)

Aufgrund der geringen Nebenwirkungsrate, insbesondere der fehlenden Sedierung und fehlenden Gewichtszunahme, eignen sich die SSRI besonders gut für die Langzeitbehandlung unipolarer Depressionen. Die bis jetzt vorliegenden Langzeitstudien zu diesen Substanzen zeigen hoch signifikante Unterschiede zu den Plazebogruppen auf (siehe Abb. 19).

Die alleinige Behandlung mit einem Antidepressivum ist für bipolare Patienten allerdings nicht angezeigt. Es kommt zur Instabilität und es kann entweder eine hypomane bzw. manische Phase im Anschluß an die depressive Phase ausgelöst werden. Da viele Patienten nach der Akuttherapie die medikamentöse Therapie wieder abbrechen und dadurch ein erhöhtes Rückfallrisiko gegeben ist, sollte im Gespräch mit dem Patienten bereits bei den ersten Kontrolluntersuchungen sehr nachdrücklich darauf hingewiesen werden, daß der Therapieerfolg nur gesichert ist, wenn der Patient über die volle Therapiedauer das ihm verordnete Medikament regelmäßig einnimmt. Die Dosierung sollte für die Phase der Erhaltungstherapie die gleiche sein wie für die Akutbehandlung. Bei der prophylaktischen Therapie kann daran gedacht werden, die Medikation gegebenenfalls geringfügig zu reduzieren. Bei Auftreten von Symptomen sollte jedoch sofort wieder die volle Dosis des Antidepressivums verordnet werden.

Um zu wissen, ob Zeichen einer depressiven Episode auftreten, sollten die Patienten etwa alle 2 – 4 Monate, auch in der Phase der Gesundheit, untersucht werden. Wenngleich es bei einigen Patienten möglich sein wird, die prophylaktische Therapie abzusetzen, ist in vielen Fällen eine jahrelange Medikamenteneinnahme notwendig. Die Indikation für eine prophylaktische medikamentöse Langzeittherapie besteht dann, wenn bei einem Patienten bereits drei depressive Episoden oder wenn innerhalb der letzten 5 Jahre bereits zwei depressive Episoden und zusätzliche Risikofaktoren (siehe Tabelle 22) auftraten. Die Behand-

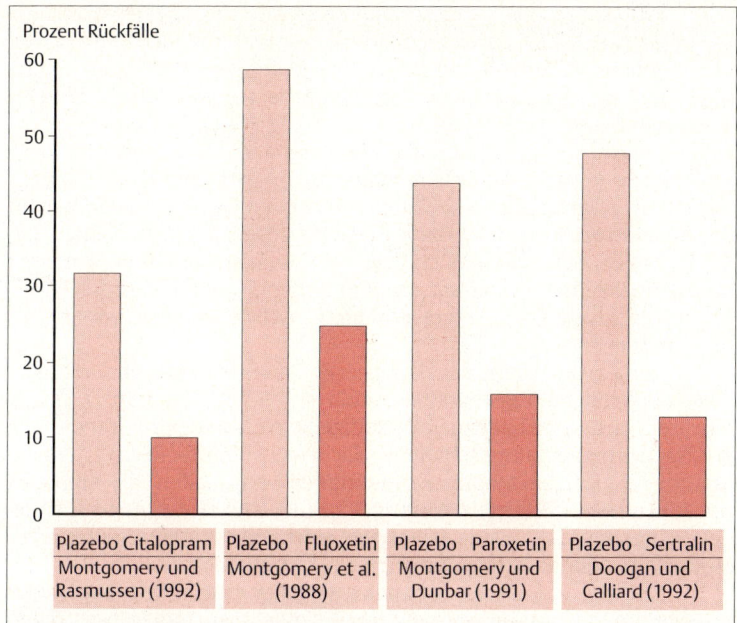

Abb. 19   Langzeituntersuchungen verschiedener selektiver Serotonin-Wiederaufnahmehemmer (SSTI). Untersuchung mit Citalopram über $^1/_2$ Jahr, andere über 1 Jahr.

lung der Depressionen im Alter ist fast immer auch eine medikamentöse Langzeittherapie.

3.11 Andere biologisch fundierte Therapieverfahren

3.11.1 Therapeutischer Schlafentzug

Der therapeutische Schlafentzug (SE) und die Lichttherapie (LT) stellen zwei klinisch angewandte Verfahren dar, deren Wirkweise unter anderem mit chronobiologischen Zusammenhängen diskutiert wird. Der genaue Wirkmechanismus ist jedoch bis jetzt nicht eindeutig aufgeklärt. Beide Therapieverfahren können bei depressiven Erkrankungen als adjuvante Therapie zur medikamentösen antidepressiven Behandlung verwendet werden, die Lichttherapie als Monotherapie ist nur bei der sogenannten Herbst/Winterdepression sinnvoll.

Wie aus Tabelle 24 entnommen werden kann, liegen verschiedene Formen der Schlafentzugsbehandlung vor, wobei jedoch lediglich der totale Schlafentzug bzw. der partielle Schlafentzug der 2. Nachthälfte Eingang in die klinische Praxis gefunden haben. Beim totalen Schlafentzug werden die Patienten angehalten, am Tag vor und während der gesamten Nacht und am Tag nach dieser durchwachten Nacht nicht zu schlafen. Beim partiellen Schlafentzug der 2. Nachthälte können die Patienten bis 1 Uhr morgens schlafen und werden danach angehalten, für den Rest der Nacht und des darauffolgenden Tages wach zu bleiben. Dabei ist es von besonderer Wichtigkeit, daß sich die Patienten von einer liegenden Position fernhalten, um Nickerchen (Naps) zu verhindern, die im Zusammenhang mit einer erneuten raschen Depressionsentwicklung stehen.

Etwa zwei Drittel der depressiven Patienten sprechen auf diese Form der Schlafentzugstherapie an und zeigen am Morgen nach durchwachter Nacht eine nahezu vollständige Remission der Symptomatologie. Nach erneuter, durchschlafener Nacht (sogenannter Recovery Night) kommt es jedoch bei Medikamentenfreiheit bei fast allen Patienten wieder zum erneuten Rückfall. Wenn gleichzeitig zum SE Antidepressiva gegeben werden, und dabei bevorzugt solche mit einem serotonergen Wirkmechanismus, erfolgt lediglich ein partieller Rückfall.

Der therapeutische Schlafentzug kann zum einen angewandt werden, um die antidepressive Wirklatenz bei medikamentöser Therapie zu verkürzen und andererseits, um bei therapieresistenten depressi-

Tab. 24   Arten der Schlafentzugsbehandlung (SE)

1. Praktisch gut durchführbar:

Totaler Schlafentzug	beginnend am Morgen vor der SE-Behandlung bis zum Abend nach SE (max. 40 Stunden).
Partieller Schlafentzug der zweiten Nachthälfte	beginnend ab 1 bzw. 2 Uhr morgens bis zum Abend dieses Tages (d.h. SE der 2. Hälfte der Nacht). Cave: Der partielle Schlafentzug der 1. Hälfte der Nacht ist nicht antidepressiv wirksam.

2. Mehr für Forschungsabteilungen geeignet:

„Phase-Advance"-Therapie	Vorverschiebung des Schlaf-Wach-Rhythmus um etwa 6 Stunden, d.h.: fortgesetzter partieller SE der 2. Nachthälfte über die Dauer von z. B. 14 Tagen. Personal- und organisationsintensiv.
REM-Schlafentzug	Selektiver Entzug des REM-Schlafes. Nur im Schlaflabor möglich.

Tab. 25 Vorschläge zum praktischen Vorgehen bei der Schlafentzugsbehandlung (SE)	
Stationär oder ambulant?	Patient sollte den SE nicht alleine durchführen. Am besten sollte der Effekt stationär im Beisein einer Nachtwache kennengelernt werden. Kann dann später evtl. zu Hause, z. B. gemeinsam mit einem Angehörigen, durchgeführt werden.
Aufklärung des Patienten	Sollte als „physiologische" Maßnahme neben anderen Therapien dargestellt werden. Keine zu großen Erwartungen wecken.
Tätigkeit während der SE	Patient kann allen ihm möglichen und sinnvollen Tätigkeiten nachgehen. Auch körperliche Betätigung, wie z. B. Gymnastik oder ein Spaziergang, ist möglich.
Einschlafen während der SE	Der Patient sollte genau aufgeklärt werden, daß er am Tag nach der durchwachten Nacht nicht schlafen soll.
Schlafen am Tag vor und nach SE	Den Tag vor und nach SE soll der Patient in üblicher Weise verbringen. Kein „Vor- oder Nachschlafen". Der Patient soll am Tag nach SE zu einer für ihn üblichen Zeit schlafengehen.
Wiederholung der SE	Der SE kann bei noch nicht ausreichend behandelter depressiver Symptomatik 1- bis 2mal pro Woche wiederholt werden.
Verschlechterung am 2. Tag nach SE	Darüber muß mit dem Patienten am besten an diesem Tag gesprochen werden. Häufig kann eine auch nur kurzfristig sich eingestellte positive Erfahrung der Besserung für den Arzt psychotherapeutisch nutzvoll sein.
Psychopharmaka während SE	Der Patient kann die Medikamente wie gewohnt weiternehmen. Ein sedierendes Psychopharmakon am Abend des SE sollte jedoch weggelassen werden, um dem Patienten das Wachbleiben nicht unnötig zu erschweren.

SE: therapeutischer Schlafentzug

ven Patienten einen antidepressiven Effekt zu erzielen. Auch bei letzterer Indikation ist eine gleichzeitige antidepressive medikamentöse Therapie sinnvoll.

Vorschläge zum praktischen Vorgehen bei der Schlafentzugsbehandlung finden sich in Tabelle 25. In der Praxis hat es sich bewährt, den Schlafentzug bei Patienten zweimal pro Woche, meist an dafür speziell fixierten Tagen (z. B. von Dienstag auf Mittwoch und Donnerstag auf

Freitag) durchzuführen. Idealerweise haben die Patienten den therapeutischen Schlafentzug während ihrer stationären Zeit im Krankenhaus kennengelernt und können ihn zu einem späteren Zeitpunkt, wenn nötig, auch eventuell im Sinne einer prophylaktischen Therapie, ambulant durchführen. In jüngster Zeit konnte gezeigt werden, daß die Kombination von therapeutischem Schlafentzug mit einer am Tag nach der durchwachten Nacht begonnenen intensiven Lichttherapie (2 Stunden morgens und 2 Stunden abends) insofern günstig wirkt, als der ansonsten regelmäßig auftretende Rückfall nach SE zumindest teilweise verhindert werden kann.

Der therapeutische Schafentzug wird vorwiegend in deutschsprachigen Ländern durchgeführt und hat kaum Eingang in den anglo-amerikanischen Raum, jedoch auch nicht in europäische Nachbarländer, gefunden. Dies mag damit zusammenhängen, daß es sich dabei um eine paradoxe Therapiemethode handelt, die meist von den Patienten selbst so ausgedrückt wird: „Sie wollen mir doch nicht die wenigen Stunden Schlaf, die ich noch habe, auch noch wegnehmen, Herr Doktor". In der Realität handelt es sich jedoch, wie oben beschrieben, um eine effektive antidepressive Therapie, die sowohl bei Patienten als auch bei Ärzten und Pflegepersonal, sobald einmal die Wirkung erlebt wurde, sehr beliebt ist.

3.11.2 Lichttherapie

Die Lichttherapie wurde, ausgehend von einer Arbeitsgruppe am National Institute of Mental Health (NIMH) um Rosenthal und Wehr, erstmals in den 80er Jahren durchgeführt und hat danach rasch eine weltweite Verbreitung erfahren. Bei der Lichttherapie wird, wie aus Tabelle 26 ersichtlich ist, eine Lichtquelle mit hellem weißen Licht verwendet, bei dem der ultraviolette Anteil ausgeblendet wird, um eine Schädigung der Augen zu verhindern. Bei den sogenannten Herbst/Winterdepressionen (saisonale Depression, SAD), einer Unterform der depressiven Episode nach ICD-10 bzw. Major Depression nach DSM-IV, bei der neben der depressiven Antriebsstörung und Verstimmung in etwa 70 % der Fälle eine atypische Psychopathologie mit Hypersomnie, Hyperphagie und Kohlehydratheißhunger vorherrscht, kann diese Therapiemethode als Monotherapie eingesetzt werden. Bei nicht-saisonal abhängigen Depressionsformen ist sie als adjuvante Therapie hilfreich, evtl. im Anschluß an einen therapeutischen Schlafentzug, um den ansonsten regelhaften Rückfall zu verhindern (siehe oben).

Der Wirkmechanismus der Lichttherapie scheint eng an das serotonerge System gekoppelt zu sein. Interessanterweise zeigte sich auch in pharmakologischen Untersuchungen, daß Medikamente, die serotonergen Stoffwechselwege potenzieren (z. B. SSRI), bei Patienten einen günstigen Effekt entfalten. Die Verbreitung der Lichttherapie wird unter anderem auch dadurch erschwert, daß die in deutschsprachigen Ländern (außer der Schweiz) relativ hohen Anschaffungskosten zum Teil noch nicht von den gesetzlichen Krankenkassen übernommen werden.

Tab. 26 Praktische Richtlinien zur Lichttherapie	
Wirkmechanismus	Der antidepressive Effekt wird über das Auge vermittelt.
Lichtquelle	Die Augen des Patienten sollen etwa 90 cm von der Lichtquelle entfernt sein, der Patient soll etwa 1mal pro Minute direkt in die Lichtquelle schauen.
Lichtintensität	2500 Lux (gemessen an den Augen)
Wellenlänge	Volles Spektrum
Dauer	2 bis 3 Stunden pro Tag, vom Herbst bis Frühjahr
Tageszeit	Unabhängig vom therapeutischen Erfolg, wenn es für den Patienten günstig ist.
Latenz bis zum Auftreten des antidepressiven Effekts	3 bis 7 Tage
Nonresponder	Sprechen auf antidepressive Medikation (SSRI) an
Teilweises Ansprechen	Lichttherapie und antidepressive Medikation empfehlenswert
Nebenwirkungen	Gering, wenn überhaupt, dann Kopfschmerzen, Augenbrennen, Irritabilität, evtl. Hypomanie. Bei Kombination mit trizyklischen Psychopharmaka sowie Lithium augenärztliche Kontrolle empfehlenswert

80

4. Medikamente, Checklisten, Beurteilungsinstrumente

Tab. 27   Generika- und Präparatenamen

Die Auswahl der Handelsnamen wurde folgenden Handbüchern entzommen:
Austria Codex 1996/97
Rote Liste 1997
Arzneimittel-Kompendium der Schweiz 1996

Internationale Freinamen (NN-Namen)	Handelsnamen Deutschland (D)	Handelsnamen Österreich (A)	Handelsnamen Schweiz (CH)
Alprazolam	Tafil	Xanor	Xanax
Amitriptylin	Amineurin, Laroxyl, Novoprotect, Saroten	Saroten, Tryptizol	Saroten, Tryptizol, Saroten retard
Buspiron	Bespar	Buspar	Buspar
Carbamazepin	Fokalepsin, Finlepsin, Sirtal, Tegretal, Timonil	Neurotop, Sirtal (NL), Tegretol	Tegretol, Timonil
Chlordiazepoxid	Librium, Multum, Radepur	Limbitrol[1], Librax, Pantrop[1] retard	Librax, Limbitrol[1]
Citalopram	Cipramil	Seropram	Seropram
Clomipramin	Anafranil, Hydiphen	Anafranil	Anafranil
Clonazepam	Antelepsin, Rivotril	Rivotril	Rivotril
Desipramin	Pertofran, Petylyl	Pertofran	Pertofran
Dibenzepin	Noveril	Noveril	Noveril
Dosulepin	Idom	Harmomed[2], Xerenal	Protiaden
Doxepin	Aponal, Sinquan	Sinequan	Sinquan
Fluoxetin	Fluctin	Fluctine, Mutan	Fluctine
Fluvoxamin	Fevarin	Floxyfral	Floxyfral
Hypericum	z. B. Jarsin	Psychotonin	–
Imipramin	Pryleugan, Tofranil	Tofranil	Tofranil

Tab. 27   Fortsetzung

Die Auswahl der Handelsnamen wurde folgenden Handbüchern entzommen:
Austria Codex 1996/97
Rote Liste 1997
Arzneimittel-Kompendium der Schweiz 1996

Internationale Freinamen (NN-Namen)	Handelsnamen Deutschland (D)	Handelsnamen Österreich (A)	Handelsnamen Schweiz (CH)
Lithium acetat	Quilonum	Quilonorm	Quilonorm
Lithium carbonat	Hypnorex retard, Quilonum retard	Neurolepsin, Quilonorm retard	Quilonorm retard
Lithium sulfat	Lithium-Duriles	–	Lithiofor
Maprotilin	Aneural, Deprilept, Kanopan, Ludiomil, Maprolu, Mirpan, Psymion	Ludiomil	Ludiomil
Melitracen	–	Dixeran, Deanxit[3]	Dixeran, Deanxit[3]
Mianserin	Prisma, Tolvin	Tolvon	Tolvon
Mirtazapin	Remergil	Remeron	–
Moclobemid	Aurorix	Aurorix	Aurorix
Nefazodon	Nefadar	–	–
Nortriptylin	Nortrilen	Nortrilen	Nortrilen
Opipramol	Insidon	Insidon	Insidon
Oxcarbazepin	–	Trileptal	–
Paroxetin	Seroxat, Tagonis	Seroxat	Deroxat
Sertralin	Zoloft	Tresleen Gladem	Zoloft
Sulpirid	Arminol, Dogmatil, Meresa, Neogama	Dogmatil, Meresa	Dogmatil
Tranylcypromin	Parnate	–	–
Trazodon	Thombran	Trittico	Trittico
Trimipramin	Herphonal, Stangyl	Stangyl	Surmontil
Valproinsäure	Depakine Convulex	Convulex, Depakine, Leptilanil	–
Venlafaxin	Trevilor	–	Efexor

[1]   Kombination mit Amitriptylin
[2]   Kombination mit Diazepam
[3]   Kombination mit Flupentixol
NL = nicht lieferbar

Tab. 28   Checkliste Diagnose

- **Anamnese**

  Erkrankungsbeginn
  Krankheitsverlauf
  Identifizierung von Risikofaktoren
  Selbstcharakterisierung
  Frühere Episoden
  Konsum von Alkohol
            Drogen
            Nikotin
  Medikamenteneinnahme (Art, Zeit, Dauer, Verträglichkeit)

  Familienanamnese

- **Depressives Syndrom**
  - Psychische Symptome (Suizidalität!)
  - psychomotorische Symptome
  - somatische Symptome

- **Diagnostische Zuordnung**

  Depressive Anpassungsstörung
  Unipolare Depression
  Bipolare Depression
  Dysthymia
  Schizodepressive Störung

- **Schweregrad der Depression**
  - leicht
  - mittelgradig
  - schwer

- **Somatischer Status**
  (Ausschluß einer organischen Ursache der Depression)

  Klinische Untersuchung
  RR, Puls
  Blutbild
  Schilddrüsenwerte (T_3, T_4, TSH)
  Elektrolyte, Laborwerte etc.
  Zusatzuntersuchungen[1]
      Vitamin B_{12}, Folsäure
      Luesserologie
      HIV-Test
      Cranielle Computertomographie (CCT)

- **Behandlung durch Hausarzt möglich?**

- **Überweisung zum Facharzt notwendig (siehe Tabelle 30)?**

[1] Zusatzuntersuchungen nach klinischer Notwendigkeit

Tab. 29   Checkliste Therapie

- **Auswahl des Medikamentes**

  Psychopathologisches Syndrom

    ängstlich-agitiert
    Schlafstörungen
    Suizidalität
    Wahnsymptomatik
    Antriebsreduktion

  Bisherige medikamentöse Therapie

    Substanz
    Dosis
    Verträglichkeit
    Zeitdauer

  individuelle Risikofaktoren (Kontraindikationen)
  Verordnung anderer Medikamente (Arzneimittelinteraktion)

- **Psychotherapie (bisher)**

  Verfahren
  Zeitdauer
  Erfolg

- **Gesamtbehandlungskonzept**

  Medikamentöse Therapie
  Psychotherapie
  soziale Behandlungskonzepte

- **Behandlungsregeln**

  - Anliegen des Patienten immer ernst nehmen und Soforthilfe anbieten, Vertrauen schaffen
  - Aufklärung über die Erkrankung (Krankheitsmodell), und ihre Behandlungsmöglichkeiten (Patient und gegebenenfalls Angehörige)
  - Aufklärung über Wirkungseintritt und über potentielle Nebenwirkungen
  - Adäquate Dosierung
  - Angemessene Behandlungsdauer
  - Vereinbarung fester Termine, z. B. wöchentliche Einbestellung
  - Routinekontrollen (z. B. Blutbild, EKG, Laborwerte, Blutspiegel)

Tab. 30   Überweisung zum Facharzt: Kriterien

- mittelgradig bis schwer ausgeprägtes depressives Syndrom, insbesondere bei Erstmanifestation
- Depressionen mit psychotischen Symptomen (wahnhafte Depression)
- Verdacht auf „larvierte oder maskierte" Depression
- Suizidalität (akut und/oder in der Vorgeschichte)
- Antidepressive medikamentöse Behandlung bei Risikopatienten, z. B.
  - höheres Lebensalter (pharmakokinetische und pharmakodynamische Veränderungen)
  - Herz-Kreislauf-Erkrankungen
  - Schwangerschaft und Stillzeit
  - zeitgleiche Behandlung mit anderen Pharmaka (Arzneimittelinteraktionen)
  - bekannte Antidepressivaunverträglichkeit
  - Therapieresistenz (nach 6 Wochen mit adäquater Dosierung kein klinisch relevanter Behandlungserfolg)
  - Kombinationsbehandlung (z. B. mit zwei verschiedenen Antidepressiva)
- Prophylaktische Therapie bei wiederholten affektiven Störungen (z. B. mit Lithium, Carbamazepin oder Valproinsäure)
- Indikationsstellung für Psychotherapie (welches Verfahren?)

Anhang 1   Hamilton-Depressionsskala, Fremdbeurteilung

Anleitung
Bitte jeweils nur die zutreffende Ziffer ankreuzen!
Bitte alle Feststellungen beantworten!

1. **Depressive Stimmung** (Gefühl der Traurigkeit, Hoffnungslosigkeit, Hilflosigkeit, Wertlosigkeit)

Keine	0
Nur auf Befragen geäußert	1
Vom Patienten spontan geäußert	2
Aus dem Verhalten zu erkennen (z. B. Gesichtsausdruck, Körperhaltung, Stimme, Neigung zum Weinen)	3
Patient drückt FAST AUSSCHLIESSLICH diese Gefühlszustände in seiner verbalen und nicht verbalen Kommunikation aus	4

2. **Schuldgefühle**

Keine	0
Selbstvorwürfe, glaubt Mitmenschen enttäuscht zu haben	1
Schuldgefühle oder Grübeln über frühere Fehler und „Sünden"	2
Jetzige Krankheit wird als Strafe gewertet, Versündigungswahn	3
Anklagende oder bedrohende akustische oder optische Halluzinationen	4

3. **Suizid**

Keiner	0
Lebensüberdruß	1
Todeswunsch, denkt an den eigenen Tod	2
Suizidgedanken oder entsprechendes Verhalten	3
Suizidversuche (jeder ernste Versuch $\triangleq$ 4)	4

4. **Einschlafstörung**

Keine	0
Gelegentliche Einschlafstörung (mehr als $1/2$ Stunde)	1
Regelmäßige Einschlafstörung	2

5. **Durchschlafstörung**

Keine	0
Patient klagt über unruhigen oder gestörten Schlaf	1
Nächtliches Aufwachen bzw. Aufstehen (falls nicht nur zur Harn- oder Stuhlentleerung)	2

6. Schlafstörungen am Morgen

Keine	0
Vorzeitiges Erwachen, aber nochmaliges Einschlafen	1
Vorzeitiges Erwachen ohne nochmaliges Einschlafen	2

7. Arbeit und sonstige Tätigkeiten

Keine Beeinträchtigung	0
Hält sich für leistungsunfähig, erschöpft oder schlapp bei seinen Tätigkeiten (Arbeit oder Hobbies) oder fühlt sich entsprechend	1
Verlust des Interesses an seinen Tätigkeiten (Arbeit oder Hobbies), muß sich dazu zwingen. Sagt das selbst oder läßt es durch Lustlosigkeit, Entscheidungslosigkeit und sprunghafte Entschlußänderungen erkennen.	2
Wendet weniger Zeit für seine Tätigkeiten auf oder leistet weniger. Bei stationärer Behandlung Ziffer 3 ankreuzen, wenn der Patient weniger als 3 Stunden an Tätigkeiten teilnimmt. Ausgenommen Hausarbeiten auf der Station.	3
Hat wegen der jetzigen Krankheit mit der Arbeit aufgehört. Bei stationärer Behandlung ist Ziffer 4 anzukreuzen, falls der Patient an keinen Tätigkeiten teilnimmt, mit Ausnahme der Hausarbeit auf der Station, oder wenn der Patient die Hausarbeit nur unter Mithilfe leisten kann.	4

8. Depressive Hemmung (Verlangsamung von Denken und Sprache; Konzentrationsschwäche, reduzierte Motorik)

Sprache und Denken normal	0
Geringe Verlangsamung bei der Exploration	1
Deutliche Verlangsamung bei der Exploration	2
Exploration schwierig	3
Ausgeprägter Stupor	4

9. Erregung

Keine	0
Zappeligkeit	1
Spielen mit den Fingern, Haaren usw.	2
Hin- und Herlaufen, nicht still sitzen können	3
Händeringen, Nägelbeißen, Haareraufen, Lippenbeißen usw.	4

Anhang 1   Fortsetzung

10. Angst – psychisch

Keine Schwierigkeit	0
Subjektive Spannung und Reizbarkeit	1
Sorgt sich um Nichtigkeiten	2
Besorgte Grundhaltung, die sich im Gesichtsausdruck und in der Sprechweise äußert	3
Ängste werden spontan vorgebracht	4

11. Angst – somatisch
Körperliche Begleiterscheinungen der Angst wie: Gastrointestinale (Mundtrockenheit, Winde, Verdauungsstörungen, Durchfall, Krämpfe, Aufstoßen) – Kardiovasculäre (Herzklopfen, Kopfschmerzen) – Respiratorische (Hyperventilation, Seufzen) – Pollakisurie – Schwitzen

Keine	0
Geringe	1
Mäßige	2
Starke	3
Extreme (Patient ist handlungsunfähig)	4

12. Körperliche Symptome – gastrointestinale

Keine	0
Appetitmangel, ißt aber ohne Zuspruch, Schweregefühle im Abdomen	1
Muß zum Essen angehalten werden. Verlangt oder benötigt Abführmittel oder andere Magen-Darmpräparate	2

13. Körperliche Symptome – allgemeine

Keine	0
Schweregefühl in Gliedern, Rücken oder Kopf. Rücken-, Kopf- oder Muskelschmerzen. Verlust der Tatkraft, Erschöpfbarkeit	1
Bei jeder deutlichen Ausprägung eines Symptoms 2 ankreuzen	2

14. Genitalsymptome wie etwa: Libidoverlust, Menstruationsstörungen etc.

Keine	0
Geringe	1
Starke	2

15. Hypochondrie

Keine	0
Verstärkte Selbstbeobachtung (auf den Körper bezogen)	1
Ganz in Anspruch genommen durch Sorgen um die eigene Gesundheit	2
Zahlreiche Klagen, verlangt Hilfe etc.	3
Hypochondrische Wahnvorstellungen	4

16. Gewichtsverlust (entweder a oder b ankreuzen)

a. Aus Anamnese

Kein Gewichtsverlust	0
Gewichtsverlust wahrscheinlich in Zusammenhang mit jetziger Krankheit	1
Sicherer Gewichtsverlust laut Patient	2

b. Nach wöchentlichem Wiegen in der Klinik, wenn Gewichtsverlust

weniger als 0,5 kg/Woche	0
mehr als 0,5 kg/Woche	1
mehr als 1 kg/Woche	2

17. Krankheitseinsicht

Patient erkennt, daß er depressiv und krank ist	0
Räumt Krankheit ein, führt sie aber auf schlechte Ernährung, Klima, Überarbeitung, Virus, Ruhebedürfnis etc. zurück	1
Leugnet Krankheit ab	2

18. Tagesschwankungen

a. Geben Sie an, ob die Symptome schlimmer am Morgen oder am Abend sind. Sofern KEINE Tagesschwankungen auftreten, ist 0 anzukreuzen.

Keine Tagesschwankungen	0
Symptome schlimmer am Morgen	1
Symptome schlimmer am Abend	2

b. Wenn es Schwankungen gibt, geben Sie die Stärke der SCHWANKUNGEN an. Falls es KEINE gibt, kreuzen Sie 0 an.

Keine	0
Gering	1
Stark	2

19. Depersonalisation, Derealisation wie etwa: Unwirklichkeitsgefühle, nihilistische Ideen

Keine	0
Gering	1
Mäßig	2
Stark	3
Extrem (Patient ist handlungsunfähig)	4

20. Paranoide Symptome

Keine	0
Mißtrauisch	1
Beziehungsideen	2
Beziehungs- und Verfolgungswahn	3

21. Zwangssymptome

Keine	0
Gering	1
Stark	2

Bitte prüfen Sie, ob Sie alle Feststellungen zutreffend beantwortet haben!

Summenwert: ☐

Ermittlung des Summenwertes durch Addierung der Bewertung der einzelnen Items (von Item 16 entweder a oder b heranziehen und von Item 18 nur b)

Maximaler Summenwert: 63

milde Depression:	Summenwert: ≤ 18
mittelgradige Depression:	Summenwert: 19 – 24
schwere Depression:	Summenwert: ≥ 25

Anhang 2   Depressions-Selbstbeurteilungsskala (v. Zerssen), Selbstbeurteilung

Anleitung

Lesen Sie bitte die folgenden Sätze. Entscheiden Sie bei jeder Feststellung, ob sie für Sie zutrifft oder nicht. Machen Sie ein Kreuz **in eines der vier Kästchen** rechts entsprechend der Stärke Ihrer Zustimmung bzw. Ablehnung. Füllen Sie den Bogen sorgfältig und möglichst schnell **selbständig** aus. Lassen Sie keinen Satz aus!

	trifft ausgesprochen zu	trifft überwiegend zu	trifft etwas zu	trifft gar nicht zu
1. Ich habe Freude an den verschiedensten Spielen und Freizeitbeschäftigungen	☐	☐	☐	☐
2. Kritik verletzt mich stärker als früher	☐	☐	☐	☐
3. In letzter Zeit bin ich sehr ängstlich und schreckhaft	☐	☐	☐	☐
4. Ich weine leicht	☐	☐	☐	☐
5. Ich habe Angst, den Verstand zu verlieren	☐	☐	☐	☐
6. Ich fühle mich niedergeschlagen und schwermütig	☐	☐	☐	☐
7. Ich kann das, was ich lese, nicht mehr so gut verstehen wie früher	☐	☐	☐	☐
8. Am liebsten würde ich mir das Leben nehmen	☐	☐	☐	☐
9. Morgens fühle ich mich besonders schlecht	☐	☐	☐	☐
10. Ich habe zu anderen Menschen keine innere Beziehung mehr	☐	☐	☐	☐
11. Ich fühle, daß ich nahe daran bin zusammenzubrechen	☐	☐	☐	☐
12. Ich habe ständig Angst, daß ich etwas Falsches sagen oder tun könnte	☐	☐	☐	☐
13. Ich bin jetzt viel weniger am Liebesleben interessiert	☐	☐	☐	☐
14. Oft fühle ich mich einfach miserabel	☐	☐	☐	☐
15. Ich komme beim besten Willen nicht mit den kleinsten Gedankenschritten voran	☐	☐	☐	☐
16. Ich habe keine Gefühle mehr	☐	☐	☐	☐

Bitte prüfen Sie, ob Sie alle Feststellungen beantwortet haben!

Anhang 2   Fortsetzung

Summenwert: ☐

Ermittlung des Summenwertes durch Addierung der Antworten zu den einzelnen Fragen (trifft ausgesprochen zu = 3, / trifft überwiegend zu = 2, / trifft etwas zu = 1, / trifft gar nicht zu = 0)

Maximaler Summenwert: 48

Leicht erhöhter Summenwert: 11 – 15

Deutlich erhöhter Summenwert: 16 – 24

Stark erhöhter Summenwert: ≥ 25

Anhang 3   Mini-Mental State Examination (MMS)

I. Orientierung

I.1.	Den wievielten haben wir heute?	Tag	☐
I.2.		Jahr	☐
I.3.		Monat	☐
I.4.	Welcher Wochentag ist heute?		☐
I.5.	Welche Jahreszeit haben wir nun?		☐
I.6.	Können Sie mir den Namen eines Arztes von hier nennen?		☐
I.7.	In welchem Stockwerk befinden wir uns hier?		☐
I.8.	In welcher Anstalt sind Sie hier?		☐
I.9.	In welcher Stadt ist diese Anstalt?		☐
I.10.	In welchem Land befinden wir uns hier?		☐

Orientierungsscore (max. 10) . . . . .

II. Kurzzeitgedächtnis

Fragen Sie den Patienten, ob Sie sein Gedächtnis testen dürfen. Dann sagen Sie langsam und deutlich Buch, Haus, Blume (jedes Wort in etwa einer Sekunde). Nachdem Sie alle drei Worte gesagt haben, bitten Sie den Patienten die Worte zu wiederholen. Diese erste Wiederholung bestimmt seinen Score. Fahren Sie jedoch fort (bis zu sechs Wiederholungen), die drei Worte zu sagen, bis er alle drei Worte wiederholen kann.

Buch ☐
Haus ☐
Blume ☐

(Anzahl der Versuche . . . . .)

III. Aufmerksamkeit und Rechnen

Rechnen: Bitten Sie den Patienten, bei 100 beginnend, fortlaufend 7 abzuziehen. Hören Sie nach 5 Subtraktionen auf (93, 86, 79, 72, 65). Bewerten Sie die Anzahl der richtigen Subtraktionen

☐
☐
☐
☐
☐

oder

Buchstabieren: Wenn der Patient den „Subtraktionstest" nicht ausführen will oder kann, bitten Sie ihn, das Wort „Woche" rückwärts zu buchstabieren.
Der Score ist die Anzahl der Buchstaben in korrekter (verkehrter) Reihenfolge.

E ☐
H ☐
C ☐
O ☐
W ☐

IV. Gedächtnis

Bitten Sie den Patienten, die drei Worte, die Sie ihm zuvor nannten (II), zu erinnern.

Buch ☐
Haus ☐
Blume ☐

Score: 0 bis 3 . . . . .

Anhang 3   Fortsetzung

V. Sprache

Benennen: Zeigen Sie dem Patienten eine Armbanduhr bzw. einen Bleistift und fragen Sie ihn, was das sei.	Uhr Bleistift	☐ ☐
Wiederholung: Lassen Sie den Patienten wiederholen: „Keine Wenns, Unds oder Abers".	korrekte Wiederholung	☐
Dreistufenbefehl: Geben Sie dem Patienten ein glattes leeres Blatt Papier und sagen Sie: „Nehmen Sie das Blatt Papier in Ihre rechte Hand, falten Sie es halb und legen Sie es auf den Boden	nimmt es in die rechte Hand faltet es halb legt es auf den Boden	☐ ☐ ☐
Lesen: Lassen Sie den in großer Druckschrift geschriebenen Text „Schließen Sie Ihre Augen" lesen und bitten Sie den Patienten dem Geschriebenen Folge zu leisten. Eine Antwort ist nur richtig, wenn der Patient die Augen auch wirklich schließt.	schließt die Augen	☐
Schreiben: Geben Sie dem Patienten ein leeres Blatt Papier und bitten Sie ihn, einen Satz zu schreiben. Dieser soll spontan geschrieben werden. Er muß ein Substantiv und ein Verb enthalten und sinnvoll sein. Grammatik und Interpunktion brauchen nicht korrekt zu sein.	schreibt einen Satz	☐

Sprachscore (max. 8) . . . . .

VI. Kopieren

Zeigen Sie dem Patienten die Zeichnung mit den beiden sich überschneidenden Fünfecken und bitten Sie den Patienten diese genau zu kopieren. Alle 10 Ecken müssen erkennbar sein und die Figuren müssen sich überschneiden. Tremor und Drehungen werden ignoriert.

zeichnet richtig
. . . . .   ☐

Summenwert: ☐

Zur Ermittlung des Summenwertes addieren Sie die erreichten Punkte der Einzelaufgaben (jede Aufgabe 1 Punkt bei III entweder Rechnen oder Buchstabieren bewerten)

Der maximale Summenwert beträgt:	30	sicher dement:	0 – 16
Grenzwert ab Summenwert:	23	fraglich dement:	17 – 27
		nicht dement:	28 – 30

5. Weiterführende Literatur

American Psychiatric Association: Practice guidelines for major depressive disorder in adults. Am. J. Psychiatry (1993); 150 (suppl): 1 – 26

Benkert, O., Hippius, H.: Psychiatrische Pharmakotherapie. 4. Aufl. Springer, Berlin 1986

Hock, E., Müller-Spahn, F.: Psychopharmaka im Alter – Bewährtes und Neues. In Hippius, H., Lauter, H., Greil, W. (Hrsg.): Psychiatrie für die Praxis 20. Psychopharmaka – Bewährtes und Neues. MMV Medizin Verlag, München 1994, p. 29 – 42

Kasper, S., Kasper, A.: Langzeitbehandlung affektiver Störungen. Nervenarzt 65 (1994): 577 – 589

Kasper, S., Buchkremer, G., Dilling, H., Gaebel, W., Hautzinger, M., Holsboer-Trachsler, E., Linden, M., Möller, H. J., Pöldinger, W., Wittchen, H. U., Wolfersdorf, M.: Depressive Störungen erkennen und behandeln. Karger Verlag, Basel – Freiburg – New York 1994

Kasper, S., Möller, H. J.: Therapeutischer Schlafentzug. Klinik und Wirkmechanismen. Springer Verlag, Wien – New York 1996

Kasper, S., Möller, H. J.: Angst- und Panikerkrankungen. G. Fischer Verlag, Jena 1995

Klages, U., Hock, C., Müller-Spahn, F.: Prognose bei Altersdepression. Versicherungsmedizin 46: 103 – 106, 1994

Möller, H. J.: Therapie psychiatrischer Erkrankungen. Stuttgart Enke 1993

Möller, H. J., Kissling, W., Stoll, K. D., Wendt, G.: Psychopharmakotherapie. Ein Leitfaden für Klinik und Praxis. Kohlhammer Verlag, Stuttgart – Berlin – Köln. 1989

Müller-Spahn, F., Hock, C.: Clinical presentation of depression in the elderly. Gerontology 40 (suppl 1): 10 – 14, (1994)

Müller-Spahn, F., Hock, C.: Dementia spectrum of depression – new biological approaches to differential diagnosis. In Stefanis C., Hippius, H., Müller-Spahn, F. (eds.): Neuropsychiatry in old age. Hogrefe & Huber, Seattle Toronto Gern Göttingen, 1996 p. 113 – 125

Pöldinger, W.: Erkennung und Beurteilung der Suizidalität. In Hippius H., Schmauß, M. (Hrsg.): Aktuelle Aspekte der Psychiatrie in Klinik und Praxis. Zuckschwerdt, München, Bern, Wien 1988 p. 57 – 64

Sachverzeichnis

Notizen

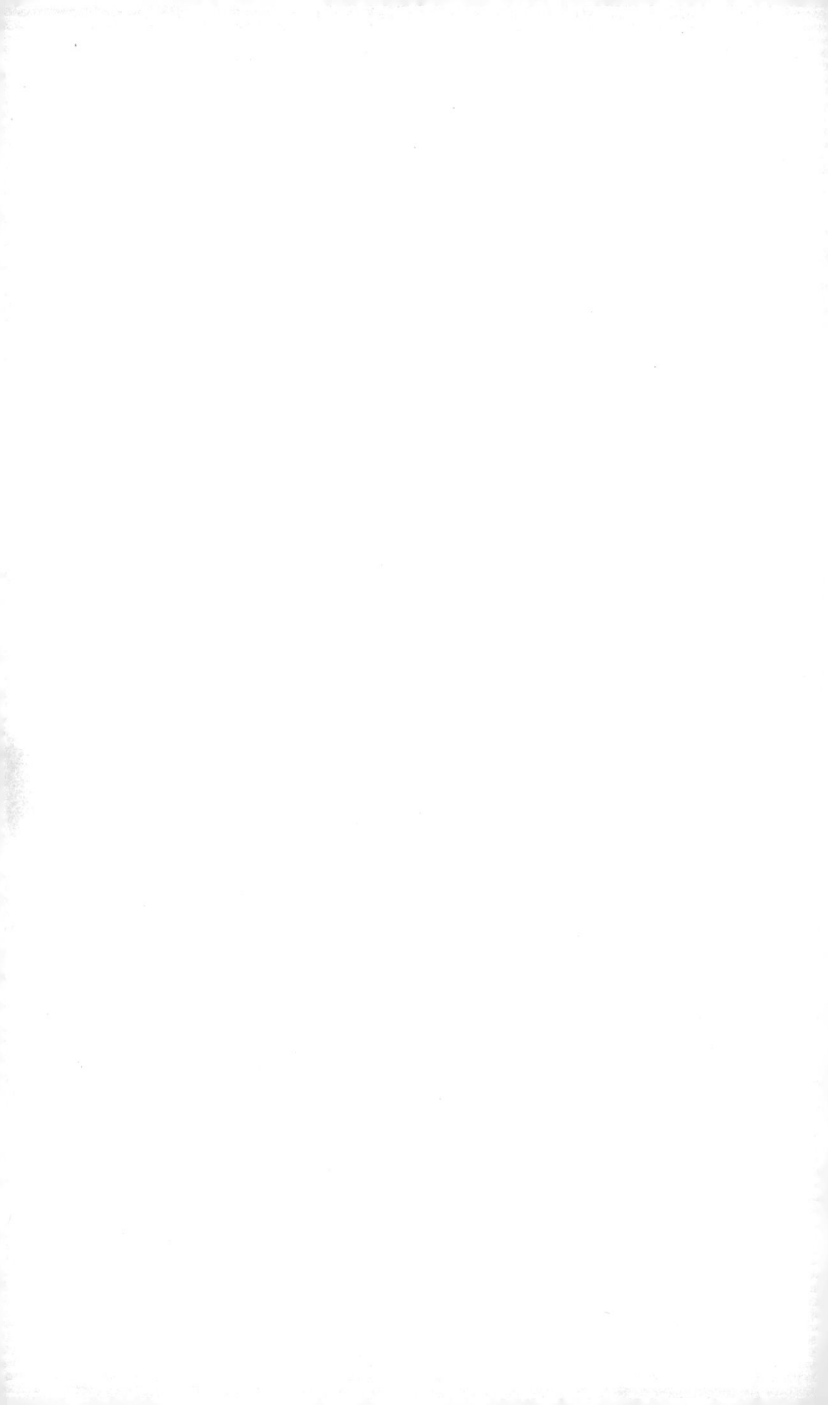